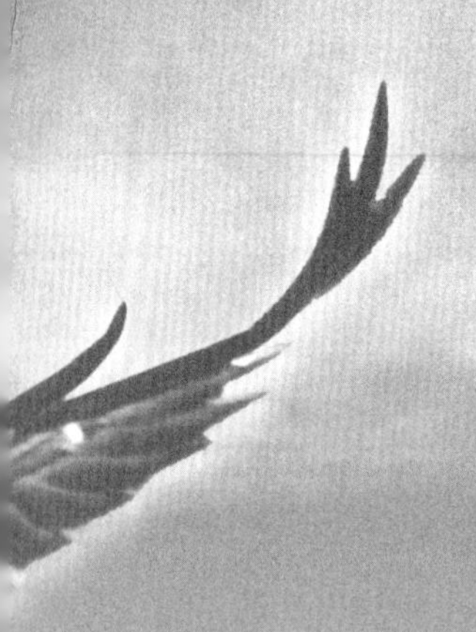

大展好書　好書大展

品嘗好書　冠群可期

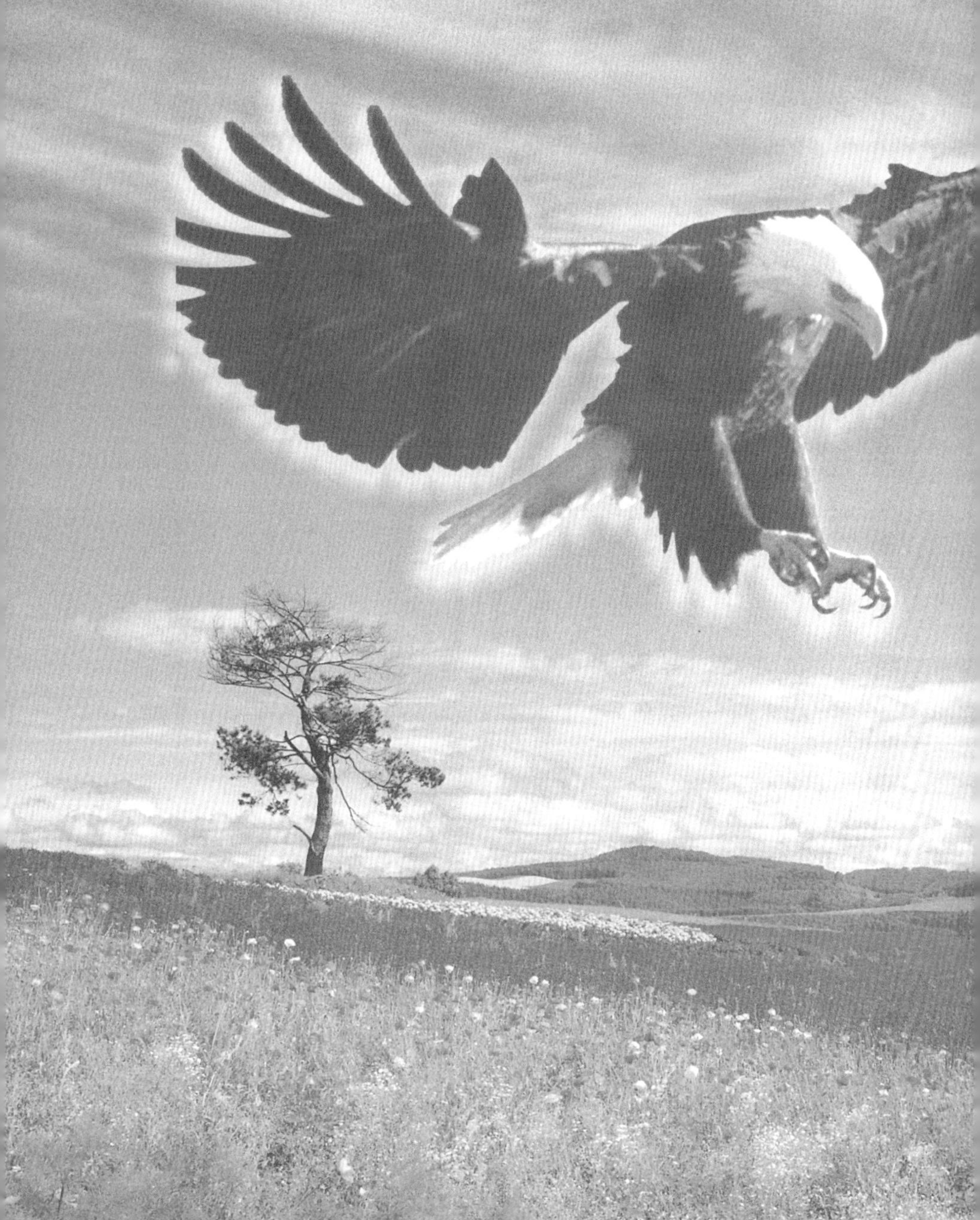

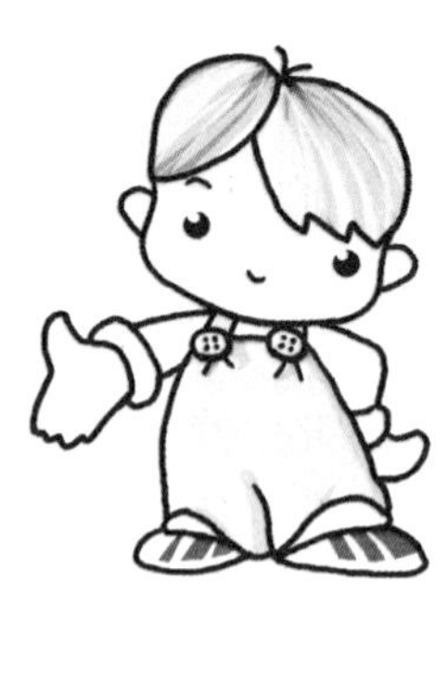

我是「聰明」很多人都對我嚮往，想盡一切辦法變成我，可你知道最簡單的辦法是什麼嗎？

那就是**吃**！

要變成我，就要有一個健康的大腦，人的大腦主要由蛋白質、脂肪、醣類、維生素、礦物質和微量元素等營養成分組成。其中以蛋白質、脂肪、醣類和微量元素與人的智力關係最為密切。

蛋白質是腦細胞的重要成分之一，占腦幹量的百分之三十五左右，負責主持大腦的興奮和抑制過程。人們的學習、記憶、語言、思考等智力活動都需要蛋白質的合成。大腦細胞的代謝也需要蛋白質。可以說，蛋白質是智力活動的物質基礎。

腦細胞百分之六十左右是由脂類所構成。質優、量足的脂類可促進腦細胞發育和神經髓鞘的形成，以保證他們良好的功能。卵磷脂能使大腦產生大量乙酰膽鹼，是大腦中神經資訊的主要化學物質。這種物質可使衰退的記憶力迅速恢復。所以說，脂類是健腦的首要物質。

腦的功能極為複雜，所需能量都需葡萄糖供給。腦本身並不能儲備更多的能源，只能經血管輸送葡萄糖。腦力活動緊張時，耗氧和糖量相應增加。因此，醣類是腦和神經細胞的主要能源。

這些營養物質都來自飲食，我的腦子是吃出來的，吃什麼健腦？如何吃才能變成我？是人們特別關心的問題。為此編者寫了這本小冊子。在這本小冊子裏，編者將飲食與我融為一體，既介紹了飲食與我的關係，又詳解了各種使人們變成我的飲食方法，學生、家長、腦力工作者不妨翻翻看看，也許你會變得越來越會吃，越吃越像我了……

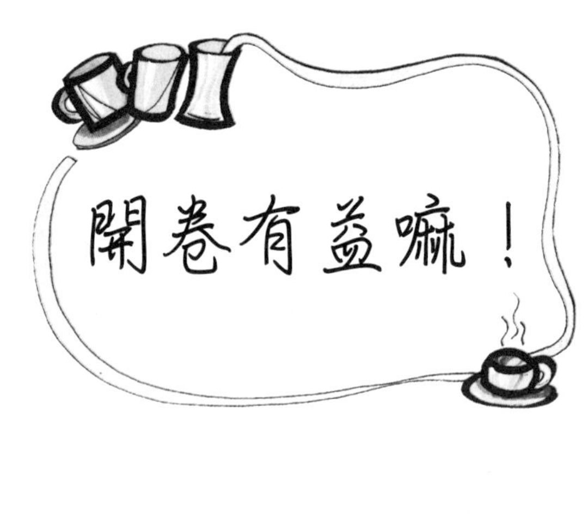

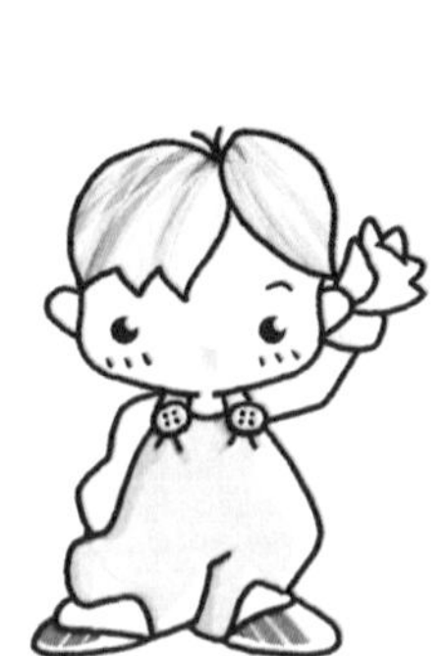

目錄

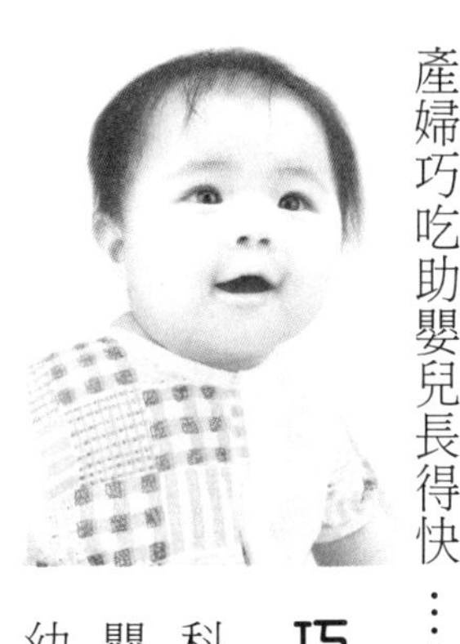

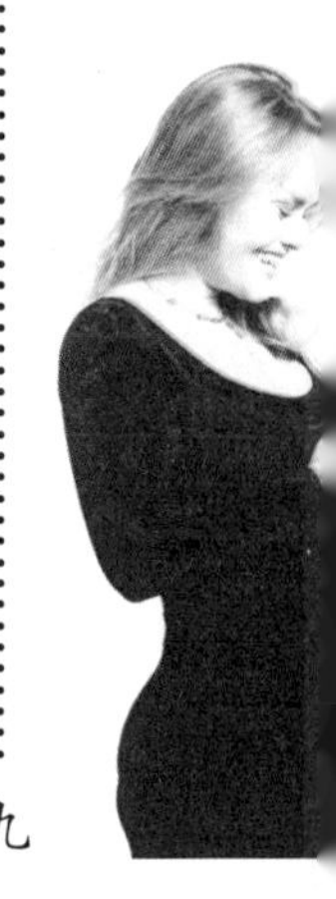

聰明巧擇食

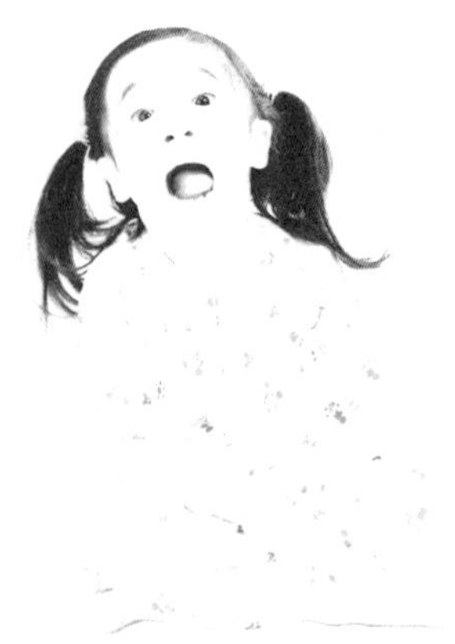

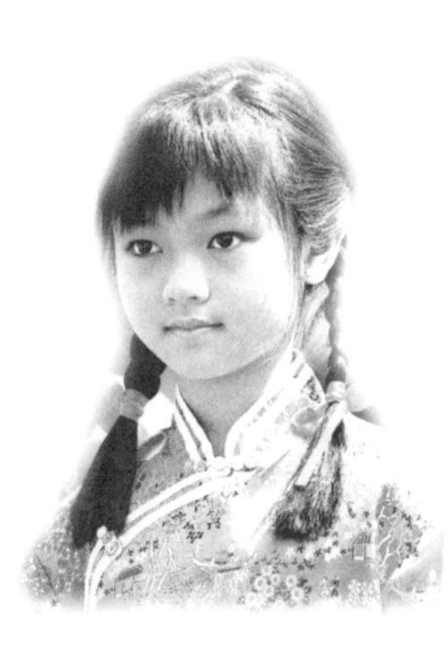

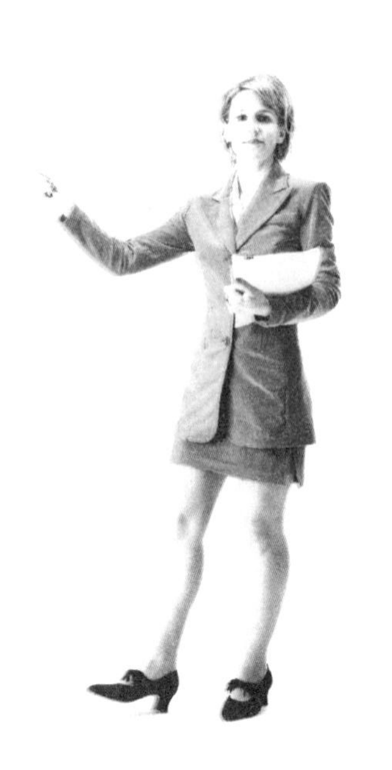

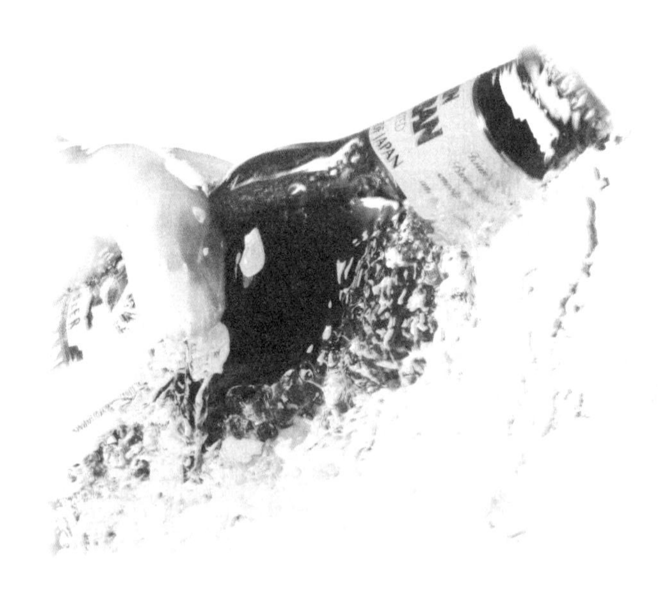

聰明始自孕媽媽

聰明寶寶

胎自營養胎教

營養胎教，是根據妊娠早、中、晚三期胎兒發育的特點，合理指導孕婦攫取食品中的七種營養素（即蛋白質、脂肪、碳水化合物、礦物質、維生素、水、纖維素）以食補食療的方法來防止孕期特有的疾病。

人的生命從受精卵開始，從一個重一・五〇五微克的受精卵，到出世時約三千克的嬰兒，這個發育成長的過程全依賴於母體供應營養。雖然影響胎兒正常發育的因素是多方面和複雜的，但是，孕婦適宜而平衡的營養對胎兒的健康發育確是主要的。且人的智力發育與胎兒期的營養因素息息相關。

例如：蛋白質是智力發育的必需物質，能維持和發展大腦功能，增強大腦的分析理解及思維能力；磷脂增強大腦的記憶力，是腦神經元之間傳遞信息的橋樑物質；碘被稱為智力元素；糖是大腦唯一可以利用的能源；維生素能增強腦細胞蛋白質的功能等等。

值得強調的是：胎兒大腦發達必須具備大腦細胞數目要多、大腦細胞體積要大、大腦細胞間連通增多等三個條件，缺一不可。

根據人類大腦發育的特點，腦細胞分裂活躍又分為三個時限階段：妊娠早期、妊娠中晚期的銜接時間、出生後三個月內，可見營養胎教至關重要。

孕前巧吃 胎兒大腦發育好

很多孕婦都習慣於在知道懷孕後再補充營養，其實，寶寶的健康與智力，尤其是先天性體質往往從成為受精卵的那一刻起就已經決定了。這就對父母精子和卵子的品質以及受孕時的身體狀況提出較高的要求。為了保證母嬰健康，必須從孕前準備。受孕時就開始調整自己的營養，做到平衡膳食。

體重是衡量人體營養的指標之一。體重過低，不耐受分娩所帶來的體力消耗，導致分娩不利。體重超重或肥胖的婦女也成為妊娠、分娩的不利因素。因此，婦女應在孕前透過合理的營養，配合適量的體育鍛鍊，以達到或接近婦女的理想體重，提高身體健康水準與適應能力。

研究表明，不少食物對胎兒的發育有不同程度的影響。如酒中含有較多的酒精，能夠影響精子和卵子的質量，如果夫妻一方長期過量飲酒就可能導致慢性中毒，一旦受孕，可能導致胎兒畸形或出生後智力遲鈍，因此，建議夫妻在孕前半個月都要戒酒。還有吸菸，其中含有的尼古丁對受精卵、胎兒、新生兒的發育都有一定損害，在孕前一個月至整個妊娠哺乳期應戒菸。

不少臨床藥物如抗生素和一些對腎臟有影響的中草藥，對精子的活動、卵子的成熟等有不利影響，應注意不要輕易吃藥。

總之，從孕前就培養合理的飲食習慣和健康的生活方式，一定會給您帶來健康、聰明、可愛的寶寶。

孕婦巧選有助於胎兒大腦發育的飲食

嬰兒腦的發育有賴於神經膠質細胞，營養不良的嬰兒腦細胞數減少，致使低體重嬰兒的嬰兒期死亡率和腦癱發生率高於正常體重嬰兒。所以，準媽媽的飲食合理搭配、合理攝入營養，可以在預防孩子的智力低下、腦癱上起到很大的作用。

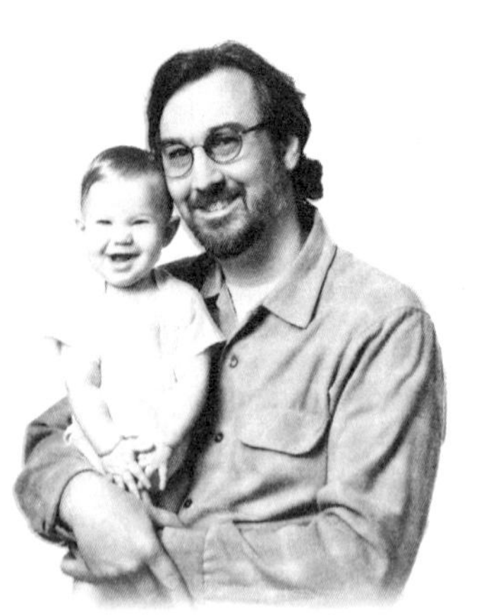

孕婦的飲食不在量多，而在於均衡，保持膳食的均衡才能盡可能地獲取必要的營養。準媽媽由於需要供給胎兒足夠的營養以保障其正常的生長發育，所以，整個孕期都需要增加營養。對準媽媽的飲食營養要求如下：

蛋白質

一般非孕婦每日所需的蛋白質為〇．九克／千克體重，妊娠期則需要另加三十克／天，即為所需量。如按體重六十千克計算，則為五四克＋三十克＝八四克，即每日需攝入蛋白質八四克。肉類中，尤其是牛肉和瘦豬肉的蛋白質含量較高，而乳類和蛋類中的蛋白質含量高，也容易被消化和吸收。

醣類

醣類為身體提供熱量，穀類食物是孕婦獲取熱量的主要來源。孕婦所需要的總量，平均每天為〇．四～〇．四五千克即可滿足需要，但還需參照他們平常每日進食副食品如蛋、魚、肉類的多少來定。蛋、魚、肉進食多點，穀類食物就可以相對少一些。

● 維生素

維生素是很重要的營養物質，對於胎兒的生長發育有著重要的作用。

維生素A：孕婦對維生素A的需要量比非孕期要多出百分之二十～六十。食物中以動物的肝臟、蛋類、魚肝油、牛奶中的含量較多。

維生素B：維生素B主要預防神經炎和促進正常飲食，為組織維持正常功能所必需。含維生素B較高的食物是米、麥的皮和胚芽、白菜、動物肝臟、芥菜等。

維生素C：含維生素C最多的食物是番茄、白菜、菠菜等，水果中含量也很高。

維生素D：根據不同孕期，適量加大維生素D和鈣的補充。在醫生指導下也應增加煙酸、葉酸等的攝入量。

孕媽媽飲食不可忽視微量元素

● 碘

碘是合成甲狀腺激素的重要原料，碘缺乏必然導致甲狀腺

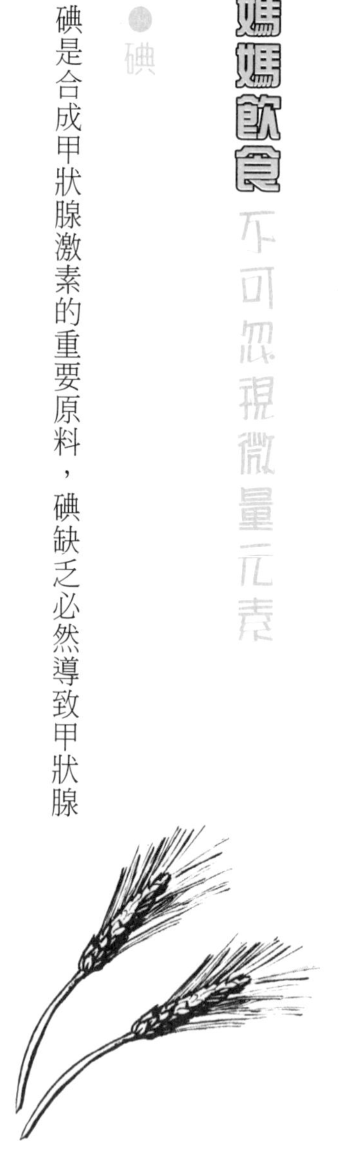

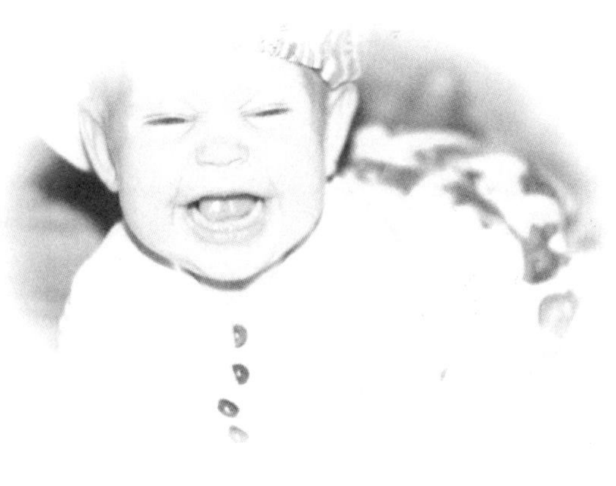

激素減少，造成胎兒發育期大腦皮質中主管語言、聽覺和智力的部分不能得到完全分化和發育。

後果是嬰兒出生後生長緩慢、反應遲鈍、面容愚笨、頭大、鼻梁下陷、舌外伸流涎，有的甚至聾啞或精神失常，成年後身高不足一三〇公分。這種病狀就是我們常說的「呆小病」。

患呆小病後，一般尚無特效的治療方法，因此必須重視預防。缺碘地區的女性在懷孕以後，應多吃一些含碘較多的食物，並堅持食用加碘食鹽。

鋅

研究證明，鋅能參與人體核酸和蛋白質的代謝過程。缺鋅將導致DNA（脫氧核糖核酸）和含有金屬的酶合成發生障礙。如果婦女在孕期缺鋅，胚胎發育必然受到影響，形成先天畸形。

新生兒異常的產婦血中鋅含量都低於正常產婦。為防止缺鋅，女性在懷孕期間不應偏食。大多數食品中都含有一定量的鋅，但以動物食品更為豐富。孕期還須戒酒，因為酒精會增加體內鋅的消耗。

銅

二十世紀七〇年代初期，人們發現一種能導致嬰幼兒死亡的疾病，病兒以貧血為主要症狀，常因精神異常、運動障礙和全身動脈血管迂曲而夭折。

科學家研究發現，這是因為母親在妊娠期間血中銅含量過低，引起胎兒缺銅，造成機體新陳代謝提供能量來源的三磷酸腺苷缺乏，以致不能滿足生命的最低能量需要。血銅含量過低同時可影響胎兒某些酶的活性以及鐵的吸收和運轉，從而造成貧血。

錳

研究表明，缺錳可以造成顯著的智力低下，特別是婦女在妊娠期缺錳，對胎兒的健康發育影響更大。

實驗表明，母體缺錳能使後代產生多種畸變，尤其是對骨骼的影響最大，常出現關節嚴重變形，而且死亡率較高。一般說來，以穀類和蔬菜為主食的人不會發生錳缺乏，但由於食品加工得過於精細，或以乳品、肉類為主食時，則往往會造成錳攝入不足。因此，孕婦應適當多吃些水果、蔬菜和粗糧。

鐵

人體如果缺鐵就會出現低血色素性貧血。婦女在妊娠三十～三十二週時，血色素可降至最低，造成「妊娠生理性貧血」，在此基礎上如果再缺鐵，則可危及胎兒。調查表明，患嚴重貧血的孕婦所生嬰兒的紅細胞體積比正常嬰兒小百分之十九，血色素低百分之二十。

因此，建議女性在孕期應多食一些含鐵豐富的食物，如蔬菜中的黑木耳、海帶、芹菜、韭菜；穀類食物中的芝麻、大麥米、糯米、小米；豆類食物中的黃豆、紅豆、蠶豆、綠豆等等。特別是在動物肝臟、蛋黃中鐵的含量更為豐富。

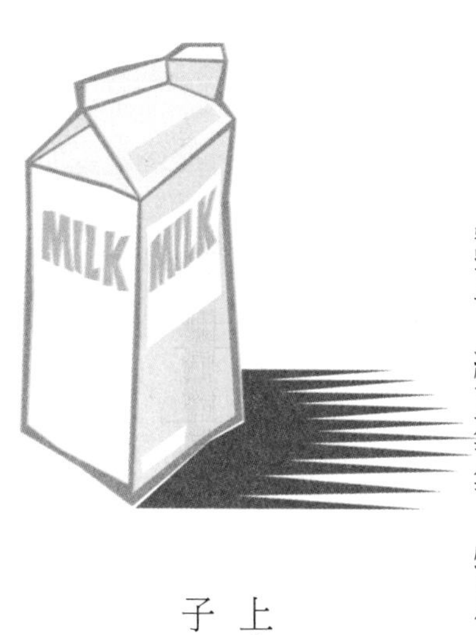

鈣

中國人飲食的習慣造成了我們的食物結構中缺乏乳製品，加上東方人有許多先天乳糖耐受不良的例子，許多人喝牛奶會拉肚子，所以，鈣質常常不足。

鈣質不夠除了會使胎兒骨質發育不良外，母親也會產生骨質疏鬆、腿部抽筋等現象，所以，在孕期準媽媽必須補充鈣質來加以改善，豆製品、乳製品、蛋類中含有豐富的鈣質，如果從食物中補充不夠的話，可以少量服用補鈣劑或鈣片。

葉酸

經醫學研究顯示從孕前一個月到懷孕三個月期間，每天持續服用葉酸四毫克，可預防胎兒神經管缺陷與巨球性貧血的產生。所以，前胎曾有胎兒神經管缺陷的母親，應特別增加葉酸的攝取量。

孕婦因時巧擇食

中醫學認為，「人與天地相應，與日月相參」，自然界氣候的變化，時時影響著人體的生理、病理，孕婦更容易受影響。

因此，隨著胎兒在孕婦體內的生長發育，其營養需求不同，故孕婦的飲食不應千篇一律，應根據胎兒

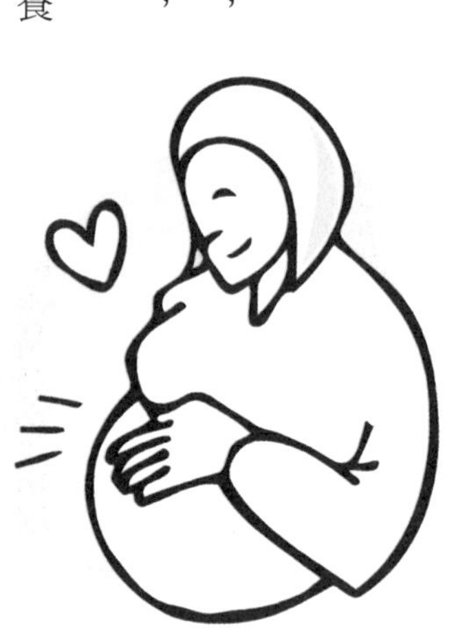

和胎盤的成長，適應其生理性、代謝性需要，採取適宜的飲食。

春季

春天，萬物復甦，人體之陽氣亦隨之升發，此時應養陽，在飲食上要選擇一些能助陽的食品，如蔥、蒡、豉等。在飲食品種上，也應由冬季的膏濃厚味轉變為清溫平淡。孕婦一定要多吃些蔬菜。

中醫還主張：「當春之時，食味宜減酸益甘，以養脾氣，飲酒不可過多，米麵團餅不可多食，致傷脾胃，難以消化。」

夏季

夏天酷熱多雨，暑濕之氣易乘虛而入，人們的食慾降低，消化力也減弱，因此，在膳食調配上，宜少食辛甘燥烈食品，以免過分傷陰，多食甘酸清潤之品，如綠豆、西瓜、烏梅等，但不宜飲冷無度，這對孕婦尤為重要。

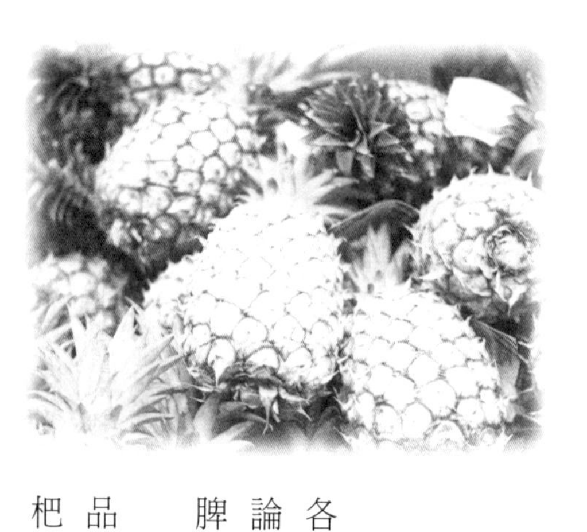

秋季

秋天，氣溫涼爽、乾燥，人們的食慾逐漸提高，再加上各種瓜果大量上市，應特別注意「秋瓜壞肚」，立秋之後不論是西瓜還是香瓜、菜瓜，都不能任意多吃了，否則會損傷脾胃的陽氣。

因氣候乾燥，在飲食的調理上，要注意少用辛辣的食品，如辣椒、生蔥等。宜食用芝麻、糯米、粳米、蜂蜜、枇杷、甘蔗、鳳梨、乳品等柔潤食物。

冬季

冬天，氣候寒冷，雖宜熱食，但燥熱之物不可過食，以免使內伏的陽氣氣鬱而化熱。飯菜口味可適當濃重一些，有一定的脂類。

因綠葉蔬菜較少，故應注意攝取一定量的黃綠色蔬菜，如胡蘿蔔、油菜、菠菜、綠豆芽等，避免發生維生素A、B_2、C的缺乏症。

為了防禦風寒，在調味品上可以多用些辛辣食品，如辣椒、胡椒、蔥、薑、蒜等。此外，燉肉、熬魚、火鍋亦可多食一點。冬季切忌黏硬、生冷食物，此類屬陰，易傷脾胃之陽。

對於孕婦來說，冬季是伙食進補的最好時機。

準媽媽巧吃 鮭魚兒聰明

很多人認為「胎教」非常重要，於是各種胎教方式應運而生。不過，要提醒各位準媽媽，別忘了食物也能讓腹中的寶寶變得聰明多多喔！

我們都知道吃魚能讓寶寶的大腦變得聰明，而鮭魚更是補腦佳品，含有豐富的蛋白質、脂溶性維生素A、D、水溶性維生素B_1、B_6及多元不飽和脂肪酸，經常食用，保證您未來的寶寶會擁有最聰明的大腦。

●辛香料烤鮭魚

鮭魚中含有豐富的蛋白質、脂溶性維生素A、D、水溶性維生素B_1、B_6及多元不飽和脂肪酸，可提供孕婦足夠的抵抗力和體力，增進腹中胎兒腦部發育，是孕媽媽補充胎兒腦力的最佳菜餚。

【材料】鮭魚肉四八〇克，生菜少許，蘆筍少許，小番茄適量，沙拉醬適量，辛香料適量，胡椒適量，鹽適量。

【做法】將鮭魚放在烤盤上，灑上鹽、胡椒、辛香料；將灑好調味料的鮭魚，放進烤箱內，約烤三十分鐘；烤好後利用生菜、蘆筍、小番茄、沙拉醬做好盤邊裝飾，完成即可食用。

芒果鮭魚盞

芒果中含有豐富的纖維素及維生素C，沙拉可增進孕婦胃口，保留原味燙熟的鮭魚，對於胃口不佳的準媽媽們來說，是一道既開胃，又能幫助消化的營養菜餚。

【材料】鮭魚肉一百克，芒果肉一百克，麵粉四八〇克，牛油二四〇克，砂糖一二〇克，雞蛋一個，稀釋的牛奶少許，沙拉醬適量。

【做法】將鮭魚切成小片，芒果肉切成小片；鍋內加水煮開，放入鮭魚，燙熟備用；將砂糖、牛油搓溶，加入稀釋的牛奶、雞蛋，再拌入麵粉，這樣混合後的物品稱為油酥；將油酥捻在盞內，用中火烤熟；將已燙熟的鮭魚及芒果肉拌入沙拉，排放在盞內，完成擺盤裝飾即可食用。

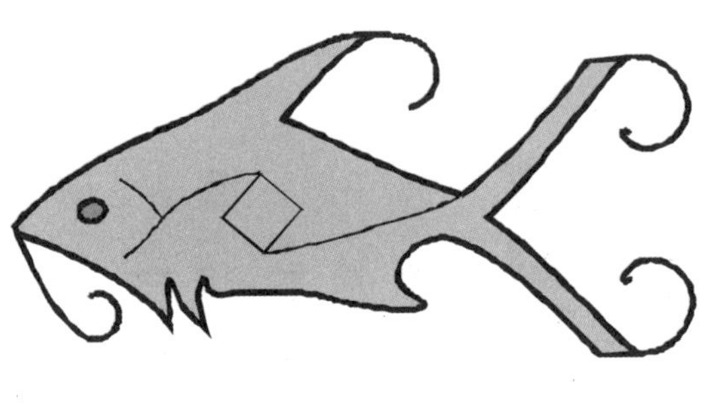

翡翠鮭魚捲

鮭魚中含有豐富的脂溶性維生素，油麥菜和冬筍含礦物質、纖維素、維生素A、C，可調和身體機能，有益於體內各種蛋白質、醣類、脂質及膽固醇的消化。適當食用可促進寶寶腦部發育，利於腸道消化，對新陳代謝也有幫助。

【材料】鮭魚肉三百克，油麥菜二四〇克，冬筍條五十克，火腿一條，韭黃適量，鹽適量，胡椒適量，高湯適量。

【做法】將鮭魚切成片狀，用調味料醃過；將醃好的鮭魚片，捲入冬筍條、火腿條，用燙軟的韭黃紮好；鮭魚捲泡上嫩油，將油麥菜用高湯燙熟，排放在盤子周圍；將鮭魚捲擺放在盤子中間，完成即可食用。

美味鮭魚湯

寶寶在生長發育時，蛋白質及鈣質的補充是非常重要的，而豆腐及鮭魚就是這兩種營養素的最佳提供者。

紫菜提供了輔助生長發育所需的微量元素碘、鐵等，是一種幫助寶寶健康成長的佳品。

量，胡椒適量。

【材料】鮭魚肉一二〇克，豆腐五十克，紫菜適量，蔥花適量，薑絲適量，鹽適量，胡椒適量。

【做法】將鮭魚切成塊狀，湯鍋內加水煮開，放入切好的鮭魚塊，燙好後撈出備用；將撈起的鮭魚塊放入鍋中，加入紫菜、豆腐、薑絲、鹽和胡椒粉，約煮兩分鐘；盛入碗內灑上蔥花即可食用。

準媽媽少飲咖啡與茶

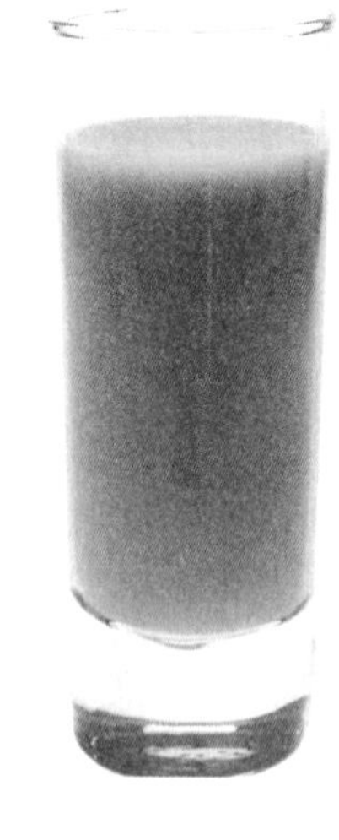

香濃的咖啡、清新的茶香，為人們增添了許多生活情趣，並已成為人們日常生活的一部分，對於職業女性來說更是解除壓力的良方。

但是，想要懷孕或已經懷孕的準媽媽要注意，在懷孕的前三個月，每天喝超過三杯的咖啡或茶，會使流產的幾率增加一倍。因為茶和咖啡都含有咖啡因，而咖啡因有可能會造成胎兒畸形和流產。

有研究報告指出，咖啡因會加快胎兒心跳速度及新陳代謝的速度，因此，對胎兒有不良影響；咖啡因也會降低母體血液流入子宮的速度，從而使供給胎兒的血液中氧氣量與養分降低，影響胎兒發育。

此外，由於咖啡因有利尿的作用，使原本已經有尿頻現象的準媽媽更加不方便，同時還會造成鈣質從尿液中流失，並影響鐵質的吸收。

值得注意的是，由於胎兒的肝臟尚未成熟，是不能快速地代謝掉咖啡因的。所以，專家們都建議準媽媽不要攝取含咖啡因的食物，包括茶、咖啡、可樂、可可、巧克力等。

但對於許多準媽媽來說，每天喝茶或咖啡已經成了習慣，一下子要戒掉並不容易，下面的辦法可以幫助孕婦減少咖啡因的攝取：

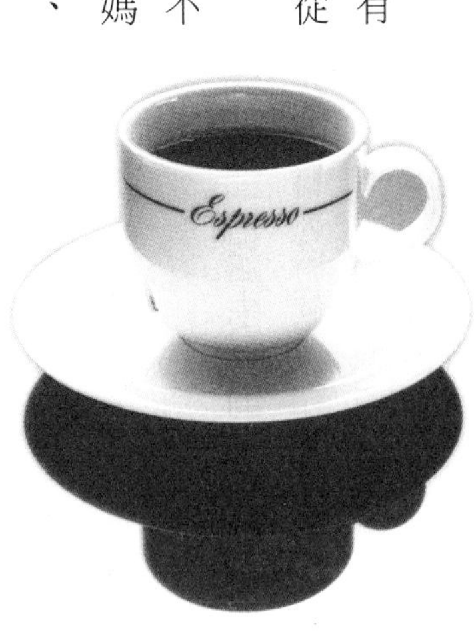

●茶或咖啡不要泡太久

因為越濃的咖啡和茶或巧克力，所含的咖啡因就越多。

●在購買飲料前注意看標識

若飲料含有咖啡因則不要喝，現在有些碳酸飲料中也有可能含有咖啡因，所以請小心選擇。

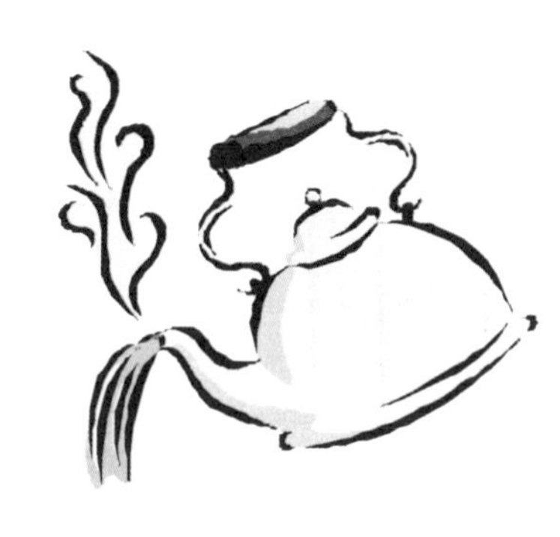

● 嘗試喝不含咖啡因的花草茶

用水煮低咖啡因的咖啡，以儘量降低咖啡因的攝取量。

● 儘量以營養飲料取代

儘量以牛奶、果汁、開水來取代茶、咖啡。

● 降低濃度，減少次數

假如真的非喝咖啡不可，將咖啡的濃度減半，並減少喝的次數，漸漸地濃度越來越低、次數越來越少，直到完全不喝為止。

在此要特別一提的是，準媽媽絕對不可以喝綠茶。綠茶含有天然的抗氧化成分，可以防癌、美白、預防感冒，在日常生活中是一種有益於身體健康的飲料。但對準媽媽而言，卻是碰不得的！

因為綠茶含有會阻止新血管增生的成分，可以殺死變態性快速生長的癌細胞，對準媽媽來說，此時正是身體進行新血管增生作用來孕育小寶寶的時候，如果在懷孕時喝綠茶，對胎兒的生長發育會產生不良影響。

孕婦應少吃或不吃的食品

婦女懷孕後對食品的要求更高，有些食品可能對孕婦有害，要盡可能少吃或不吃下列食品。

●燻烤食品

燻烤食物是用木材、煤炭做燃料燻烤而成的，在燻烤過程中，燃料會散發出一種叫苯並芘的有毒物質，污染被燻烤的食物。而苯並芘是多環芳烴化合物的代表，是目前已知的強致癌物質，進入人體後，會使細胞核的脫氧核酸的分子結構發生改變，從而導致癌變。

●油炸食品

食品專家認為一些反覆加熱煮沸，炸製食品的食油內，可能含有致癌的有毒物質。油炸食品都經過高溫處理，食物中的維生素和其他營養素都受到較大的破壞，其營養價值打折扣，且油炸食品含脂肪太多，難以消化吸收。

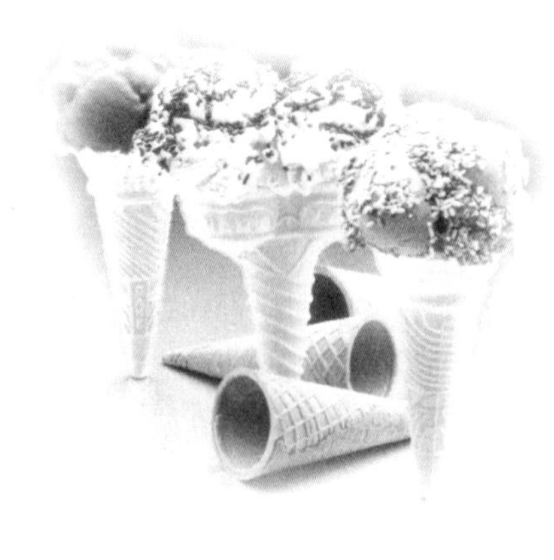

油條在製作時加入明礬，每五百克加明礬十五克，如果孕婦每天吃兩根油條，等於吃了三克明礬，若積蓄起來攝入量不少，明礬為含鋁化合物，鋁可以由胎盤進入胎兒大腦，使大腦發育障礙，增加癡呆的發生率。

●冷飲

孕後胃腸功能減弱，過食冷飲使胃腸血管突然收縮，胃液分泌減少，消化功能減退，本來消化機能不好的孕婦，可能出現腹瀉、腹痛等症狀，有傷脾胃。

現代醫學證明，胎兒對冷刺激敏感，過多冷飲，胎兒會躁動不安。有的飲料還含有色素或添加劑，這些成分對健康無益，對胎兒更有害。

●久貯的馬鈴薯

眾所周知發芽的馬鈴薯有毒，多數人已有警惕，但未發芽而久貯的馬鈴薯也不可吃。因為馬鈴薯含有生物鹼，其含量和品種、播種地區、貯存時間的不同而有所差異，久貯的馬鈴薯生物鹼含量升高，馬鈴薯生物鹼有致畸作用，主要是致神經管畸形。

進入人體的生物鹼並不很快消失，還能貯存一～兩個月之久，如婦女孕前食用含有一定量生物鹼的馬鈴薯，孕後還可繼續發揮其毒性作用，如在孕八週的胚胎器官分化的敏感期內繼續食用久貯的馬鈴薯，有可能導致胎兒神經管畸形。

●熱性香料

八角茴香、小茴香、花椒、胡椒、桂皮、五香粉等都屬於熱性香料的調味品。這些香料使食品色味更好，刺激食慾，大開胃口，是有利的一面，但熱性香料容易消耗腸道水分，使腸道分泌液減少造成腸道乾燥、便秘。

有些孕婦不適應這些東西，如食後胃腸不適、大便困難，那就勿吃，如有妊娠惡疸、潰瘍病或痔瘡的孕婦，最好不吃。

●山楂

本品可以開胃消食，甜酸可口頗受有噁心嘔吐的早妊反應孕婦的青睞，現已證明山楂有興奮子宮作用，促使子宮收縮，若大量食用山楂，食後可能導致流產。

●菠菜

實際上菠菜的含鐵量並不多，並非補血的理想食物，菠菜含有大量草酸，草酸可影響人體對鈣和鋅的吸收，而鈣和鋅是人體不可缺少的微量元素，孕婦過多食菠菜，無疑對胎兒發育不利。

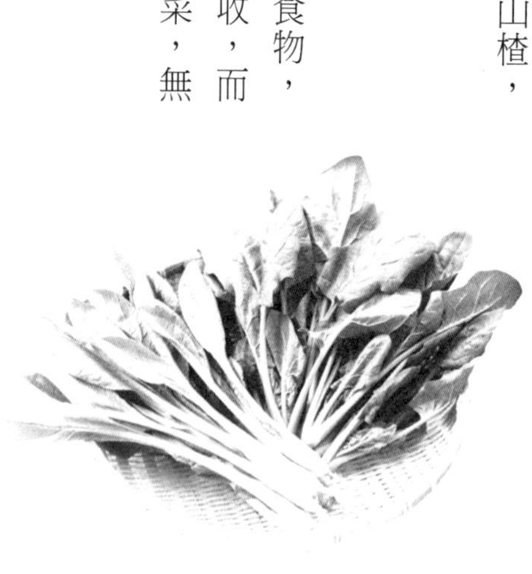

產婦巧吃 助嬰兒長得快

在產後一年內，產婦平均每日需要熱量一二九五八千焦，蛋白質一百克，鈣一千五百毫克，鐵二八毫克，維生素A一二七〇〇國際單位，維生素B_1二・一毫克，維生素B_2二・一毫克，煙酸四百微克，維生素C一百毫克。

產婦所需要的這些營養，全部靠膳食來提供。每日吃五~六餐比較適宜，每餐應儘量做到乾稀搭配，葷素搭配。具體來講，建議產婦如此安排飲食：

多吃雞蛋

雞蛋中的蛋白質和鐵的含量較高，且容易被人體吸收和利用，對產婦健康的恢復以及乳汁分泌很有好處。產婦每日可吃二～四個雞蛋。不要一次吃的過多，否則於身體無補。

多喝營養湯

雞湯味道鮮美，能夠促進食慾和乳汁分泌，也可以將燉排骨湯、燉牛肉湯以及燉豬蹄湯與雞湯輪換著吃，經濟條件不許可時，也可以吃豆腐湯、海帶湯、青菜湯、蛋湯等，肉、菜一起吃。

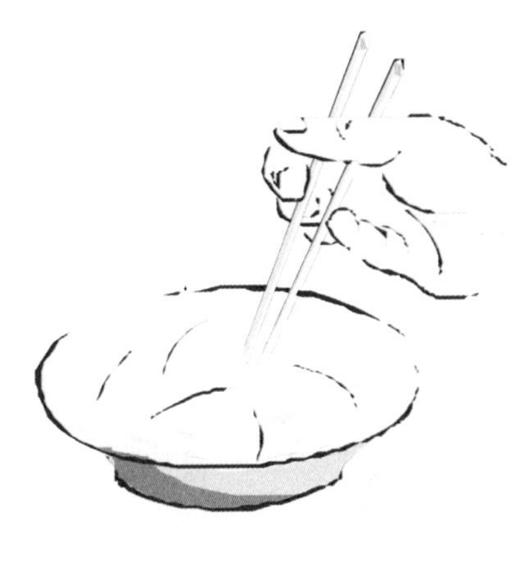

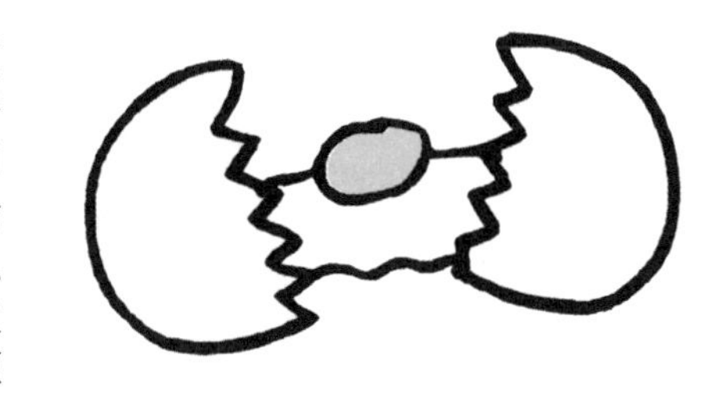

掛麵

在掛麵湯中加入一～二個雞蛋，既易消化又有營養。

紅糖

紅糖的含鐵量比白糖高一～三倍。婦女產後失血較多，吃紅糖可以防止貧血。

小米粥

小米中的粗纖維含量比大米高二～七倍，鐵的含量高一倍，維生素B_1的含量高一・五～三・五倍，維生素B_2的含量約高一倍。

適當吃一些小米粥對產婦是有好處的。但是，小米的營養並不全面。產婦絕不能在整個月子期間全以小米作主食，否則會造成營養不良。

新鮮水果

新鮮水果色鮮味美，可促進食慾，還有助於消化和排泄。產婦每日應該適當的多吃一些。

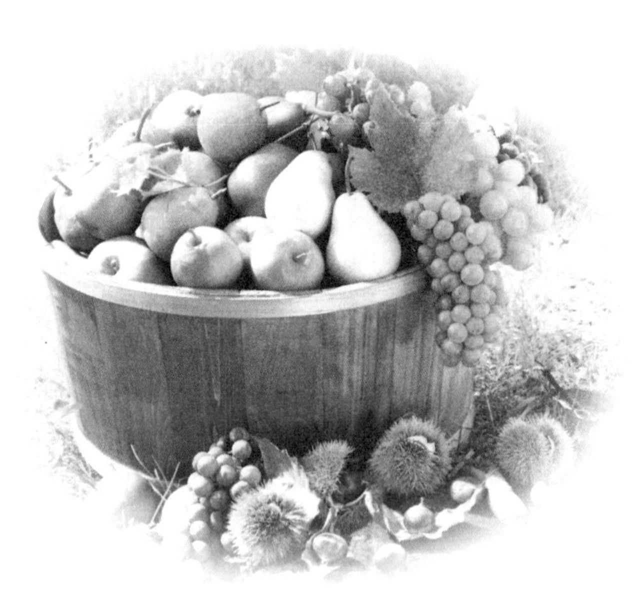

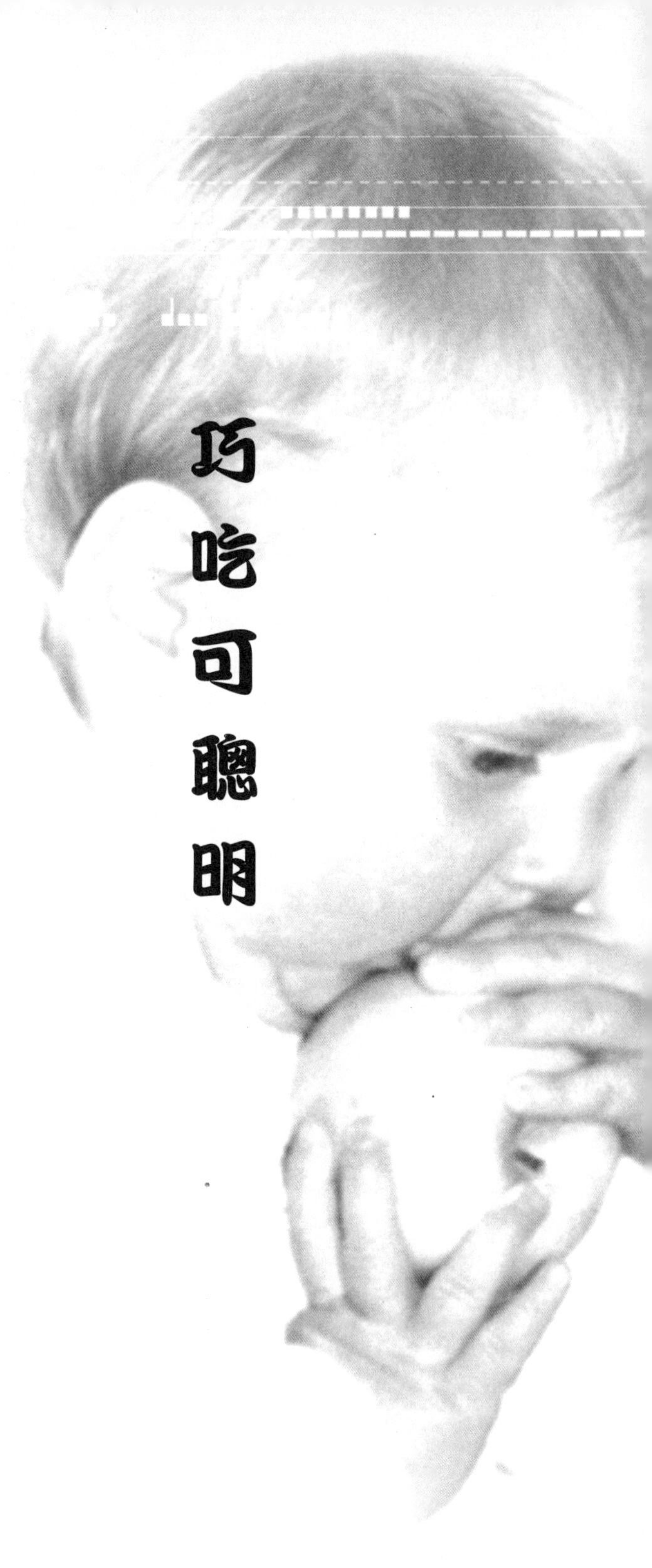

巧吃可聰明

科學飲食巧健腦

食物中的特定營養，對人的學習記憶也有很大影響。想讓自己的孩子更聰明嗎？給孩子提供科學的飲食搭配吧。

●蛋白質是智力的源泉

蛋白質是生命的物質基礎，大腦的興奮和抑制以及記憶、思考、語言表達等都靠它來完成。含蛋白質數量豐富且品質良好的食物有肉、奶、蛋等，乾豆類、硬果類含量很高。

●脂類是大腦的物質基礎

脂類中的類脂是構成腦細胞的主要成分，其中磷脂是合成中樞神經間傳遞信息的重要物質——乙酰膽鹼的前體物質，所以，應注意多選擇富含磷脂的食物，如蛋類、魚類、動物肝、大豆等。其中大豆卵磷脂價廉物美。

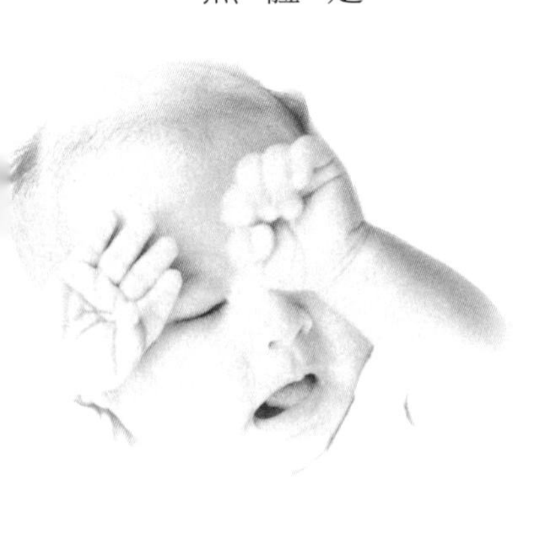

人腦消耗的能量占人體總能量的百分之二十。醣類經人體消化以後變成葡萄糖，經血液送至大腦，為大腦供能。當醣類供給不足時，人體便會出現頭暈乏力、注意力不集中、煩躁不安、心慌意亂、學習效率下降等。

醣類主要含在主食（米飯，麵粉）中。對於兒童來說，適當吃一些糖果等甜食是有益的，但不宜多吃。

兒童健腦食譜——香菇菠菜蛋捲

【材料】：香菇五〇克、菠菜五十克、蛋兩個、鹽、胡椒、麻油適量。

【做法】：香菇洗淨後切絲；菠菜在開水中燙一下撈出來切碎；鍋內放入麻油，將香菇絲下鍋炒熟，出鍋後拌以菠菜、鹽、胡椒；蛋打入碗中打勻後，將已拌好的菠菜香菇倒入；鍋熱後倒入麻油，油熱後再倒入攪拌好的菠菜、香菇、雞蛋，做成蛋捲。

●礦物元素是智力的催化劑

人體內的礦物元素對智力起催化作用。如鈣能抑制腦神經的異常興奮性，使人的大腦思維敏捷，注意力持久；缺鐵性貧血，使腦組織供血不足，從而影響智力及腦功能；碘缺乏可致胎兒和嬰幼兒的中樞神經系統分化和發育障礙、感知障礙、運動障礙等；鋅被人們稱為「大腦思維的火花」，缺鋅使兒童智力發育不良……因此，在膳食中應儘量注意礦物元素的攝入，多吃牛奶及其製品、大豆及其製品、魚、蝦、瘦肉、動物肝、腎、海產品及新鮮蔬菜等。

●維生素是智力的強化劑

兒童、青少年正處在身體發育及智力發育階段，特別要注意合理地供給維生素。

嬰兒母乳不足巧食補

母乳固然是嬰兒最理想的營養品，但近年來，科學家發現：人乳中並不含有嬰兒

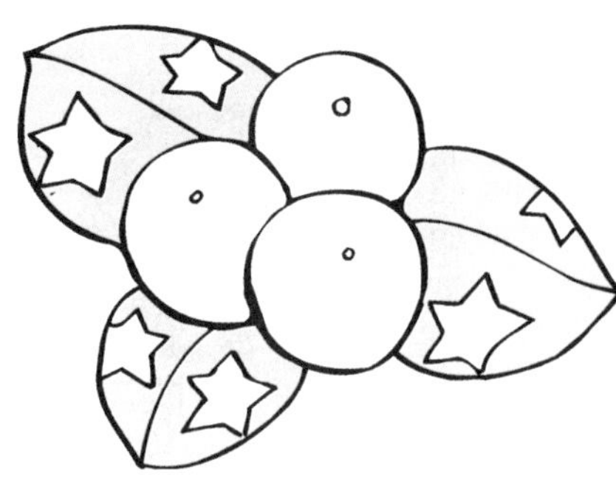

所需的足夠的營養物質，特別是六個月以後的嬰兒，母乳就顯得不足了。

母親在生了孩子後的不同時期，乳汁的成分是不同的。有人認為產後不同天數的奶汁，或者同次哺乳的乳汁，其第一滴和最後一滴，都有差異。

據研究，這種差異對您的孩子的發育是有一定影響的。

科學家進一步指出，六個月內的嬰兒營養並不完全來自於母乳。分娩前的胎兒，在母腹時期就儲存了一些營養物質，出生後六個月內的嬰兒，仍可從自己體內積蓄的營養中得到供給和補充。在出生六個月以後，嬰兒儲備的營養逐漸被耗盡，加上嬰兒代謝旺盛，如單純靠母乳供應營養，就會發生「供不應求」而導致營養不良。

所以，對於半歲以後的嬰兒，有計劃的添加輔助食物，以滿足生長發育的需要，是彌補母乳營養缺點的科學方法。添加輔助食物，要注意從少量開始，逐漸增多；添加一種食品三~四天後，如消化正常再加量。

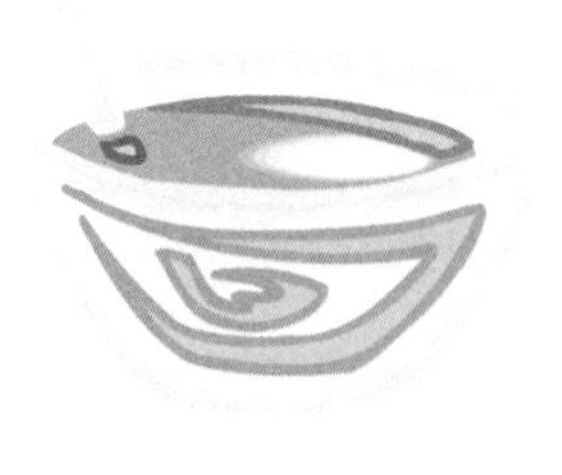

幼兒平衡膳食粗細糧巧搭配

幼兒是指一～三週歲的嬰兒，這是嬰兒發育最快的年齡段之一。在這階段，合理的營養是健康的物質基礎，而平衡的膳食是合理營養的唯一途徑。

在平衡膳食中，粗細糧搭配十分重要，可是又往往被一些家長所忽視，由於有些家長沒有吃粗糧的習慣，孩子也很少吃到粗糧。

●粗糧可提供細糧所缺乏的營養成份

在人體的生長發育中，蛋白質是每天食物中不可缺少的部分，而每種食物中的蛋白質所含的氨基酸又各不相同。有些氨基酸是人體不能合成的，必須由食物供給，如賴氨酸和蛋氨酸等。而這兩種氨基酸，在粗糧中的含量遠遠高於細糧。

據科學檢測的結果顯示，糧食中的蛋氨酸含量較高的順序為：黃豆、青豆、黑米、小紅豆、紫芸豆等；賴氨酸含量較高的順序為：豆粉、青豆、黃豆、蠶豆、豌豆等，若將粗細糧搭配食用，如做成八寶粥、二米飯、豆沙包等，可使食物中的蛋白質成份互相補充，從而提高食物的營養價值。

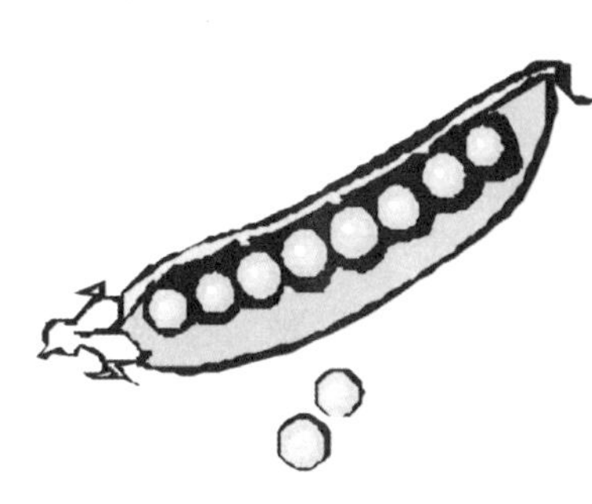

粗細糧搭配使各種營養素比例平衡

穀類食物中含有豐富的維生素B和維生素P，這兩種維生素均在體內參加物質代謝。維生素B可增進食慾，保持神經系統的正常功能，並促進生長發育。糧食加工過細，烹調方法不合理，都會使維生素B大量流失。

各種雜糧各有長處，如小麥含鈣多；小米中的鐵和維生素B較高；糯米、玉米、小紅豆、綠豆等中的營養成份也各有千秋，在穀類食物中還含有相當量的磷、鈣、鐵、鎂等微量元素。各種雜糧經常調換搭配，能使孩子獲得全面的營養素。

鹼性食物吃出聰明寶寶

近來，科學研究發現，人體體液的酸鹼度與智商水準有著密切的關係：在體液的酸鹼度允許的範圍內，偏酸性者（即pH值偏低）智商較低，偏鹼性者（即pH值偏高）

智商較高。

科學家以數十名年齡在六～十三歲的男孩為研究對象，測試發現，大腦皮層中的體液PH值大於七・〇的孩子比PH值小於七・〇的孩子的智商高出一倍。隨著生活水準的提高，在人們的飲食結構中，肉、魚、禽、蛋等動物性食物的攝入量日益增大，導致有些孩子酸性體質的形成。因此對於這些孩子，可以讓他們多吃些鹼性食物。

人的體液的酸鹼度主要由體內的酸性無機鹽和鹼性無機鹽的水準決定，其高低則取決於兩方面的因素。

一、日常飲食中的食物構成

食物按其所含元素成分的多少可分為鹼性食物、中性食物和酸性食物三大類。凡含鉀、鈣、鎂、鈉等鹼性食物元素較多的食物一般為鹼性。多食鹼性食物，人的體液可呈鹼性；凡含磷、氯、硫等酸性元素較多的食物一般為酸性。多食酸性食物，體液則呈酸性；有些食物如提煉的很純的油脂、糖、澱粉等，基本上不含有上述兩大類元素，因此屬中性食物，這些食物不影響體液酸鹼度。

二、機體內部的自我調節功能

人體對食物有很強的適應性，鹼性食物食用過多，機體會在新陳代謝時增加酸的產生以中和過多的鹼，或是增加鹼的排泄以保持體液酸鹼度的相對穩定。

生活中，孩子食用的酸鹼性食物往往是不均衡的，其機體調節酸鹼度的機能因人而異。科學家認為，改善這些孩子的飲食結構，多吃鹼性食物，是提高其學習成績的一大措施。

判斷酸性食物，並非以口感為據。如番茄口感較酸，但其含有豐富的鉀，食用後代謝物呈鹼性。此外，人們常食用的醋呈酸味但亦屬鹼性食物。雞蛋蛋白用化學測定是鹼性的，卻屬酸性食物。

專家指出，酸鹼性食物的區分主要看其所含的元素成分。一般說來，各種動物性食物，包括豬牛羊雞鴨肉、禽蛋類、魚類、麵粉、大米、花生等經人體代謝後，能產生很強的酸性「殘渣」故屬酸性食物；各類蔬菜、水果、牛奶、大豆、菌類等代謝後能產生較強的鹼性「殘渣」，故屬鹼性食物。改變孩子的酸性體質，主要就是要讓孩子多攝入後者。

寶寶飲食 巧用加減乘除

幼兒正處在快速生長發育階段，是中樞神經系統及各種組織器官發育的關鍵時期，科學餵養、均衡膳食至關重要。

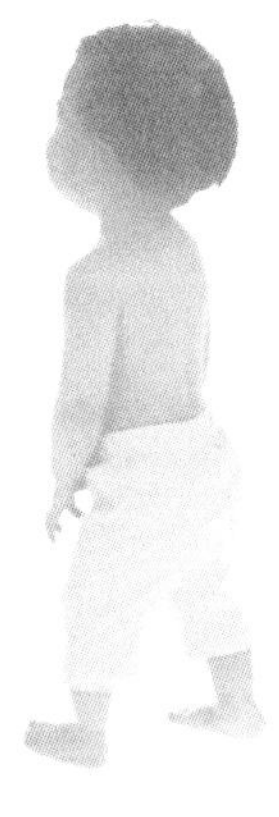

兒童健腦食譜——三米飯團

【材料】：糯米五〇〇克、小米一〇〇克、玉米一〇〇克、紅豆五〇〇克、紅糖、鹽適量。

【做法】：將玉米、小米、糯米洗淨後浸泡一個晚上，然後煮熟成三米飯；將紅豆洗淨煮熟後，加紅糖、鹽做成豆沙；將豆沙餡和三米飯做成二十五個飯團。

膳食中的「加法」

此類食物應予充分保障。蛋白質類是寶寶生長發育的基本要素，奶或配方奶、乳製品、魚蝦等海產品、豆類及豆製品、瘦肉、蛋類及肝類等，均屬優質蛋白，每天都應保證供給。

礦物質、微量元素也是寶寶快速生長發育過程中必不可少的物質，如鈣、鐵、鋅等，它們的補充有利於寶寶骨骼、牙齒發育，預防生理性貧血的發生，幫助改善食慾、增強體質等作用。在補充這些物質時，應堅持「貴在適量」，而不是盲目食用或多多益善。

膳食中的「減法」

有些食物嬰幼兒不宜過多食用，如各種甜品、冷飲、果汁、可樂、膨化食品、油炸食品、炸薯條、炸薯片、果凍、蜂蜜、優酪乳（一歲之內不建議大量飲用，甚至代替鮮奶或配方奶），高脂肪、高熱量、高糖的洋速食也應少吃。

另外，某些香腸及醃製食品（鹹肉、臘肉、鹹魚、鹹菜等）最好少吃或不吃，這些含鹽量高的食品，在製作過程中會產生大量亞硝酸鹽、黃麴黴素等，長期食用有致癌作用，對寶寶健康成長十分不利。

膳食中的「乘法」

目前嬰幼兒膳食中普遍存在蔬菜類食品攝入過少的現象，應特別強調的是，各種綠葉菜、紅色菜、黃色菜中含有大量維生素、微量元素、礦物質等，如維生素C、B群、β——胡蘿蔔、鐵、鈣及粗纖維等。

主食中需安排一定量的粗糧、雜豆，做到粗糧細糧搭配，粗糧中的維生素B_1高於精米精麵，且含有膳食纖維，有利於調理寶寶胃腸功能，防止便秘。各種雜豆、小米、玉米渣、麥片、蕎麥、薯類等可以做成小食品，鼓勵孩子們吃。

膳食中的「除法」

下列食品原則上不適宜寶寶食用。如含鉛量較高的皮蛋、爆米花等，可能含有激素的蜂王漿、峰膠、花粉製品、蠶蛹、人參類補品等。

含激素食品可引起正處在快速生長發育期的寶寶骨骺前閉合，縮短了骨骺的生長期，影響孩子的身高，甚至導致寶寶性早熟，並由此帶來一些心理問題，同時可能引起血壓增高等不良反應。

不偏食孩子也要補充維生素

正在生長發育的孩子，除了需要足夠的蛋白質、脂肪和醣類之外，還應補充足夠的維生素，滿足他們生長發育的需要。人腦細胞的百分之六十～六十五是由脂質構成，百分之三十左右是由蛋白質構成的。維生素基本上既不是構成大腦的結構物

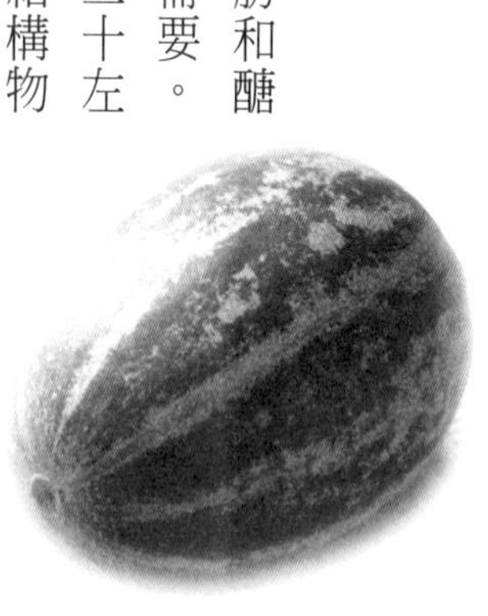

質，也不為腦活動提供能量，它們的功用在於調節大腦的健康發育和新陳代謝。

維生素A是促使腦發達的物質

維生素A有促進腦發育的作用，對胎兒和嬰兒尤重要，維生素A可使眼球的功能更加活躍，提高視網膜對光的感受能力，為大腦輸入更多的外界資訊。最佳食物有鱔魚、黃油、牛乳、奶粉、胡蘿蔔、韭菜、橘類等。

維生素C是使腦敏銳的物質

腦神經的功能和敏銳的智力都是可由大量攝取維生素C來提高的。孤獨症、精神分裂症的重要原因就是在於維生素C的攝取不足。

大腦是人體器官組織中含維生素C最多的部位之一，據說可使腦細胞的結構更加堅固，並防止其鬆弛或堵塞，使腦細胞維持的生理功能。

最佳食物有紅棗、柚子、草莓、西瓜、鮮果類、黃綠色蔬菜等。

兒童健腦食譜——冬瓜益智盅

【材料】：小冬瓜一個，肉塊、香菇、蓮子肉，佐料。

【做法】：小冬瓜挖瓤洗淨，沸水煮十分鐘後取出，加肉塊（豬、牛、羊、雞不限）、香菇、蓮子肉及佐料適量，煮炖至熟爛。還可加蝦仁、火腿等。

【效用】：有助生長、益智之效。

B群維生素是智力活動的助手

B群維生素參與體內蛋白質、脂肪和糖代謝，使腦細胞的興奮和抑制處於平衡狀態。維生素B_1具有維持神經系統正常功能的作用。缺乏時出現糖代謝不完全，熱能供應不足等現象。從而導致記憶力下降，影響腦的正常功能。維生素B_6對中樞神經發育至關重要，如果缺乏，會使中樞神經發育遲緩，智力低下。維生素B_{12}的缺乏不僅造成智力障礙，還會出現營養性貧血，影響對腦中血液的供給。

膽鹼本身就是乙酰膽鹼的成分，中樞神經間傳導刺激衝動、傳遞資訊的「使者」，可使大腦具有靈敏的反應。

總之，如果不充分攝取B群維生素，精神狀態不穩定，大腦活動就會受到影響，引起大腦模糊不清，反應遲鈍、焦躁不安、思維混亂等症狀。最佳食物有香菇、野菜、黃綠色蔬菜、堅果類等。

維生素E是保持腦細胞活力的物質

維生素E是強抗氧化劑，維生素E供應不足會引起各種智慧障礙或情緒障礙。小麥胚芽、棉籽油、大豆油、芝蔴油、玉米油、豌豆、紅薯、禽蛋、黃油等含維生素E較豐富。

巧篇　體質不同的孩子選食物

● 如果你的孩子面色蒼白、萎靡不振、目光呆滯、畏寒手冷、反應遲緩、體形瘦矮、嗜睡無神，那麼，就應該給孩子常食健脾益胃、安神益智的食物。例如，蜂蜜、蘋果、核桃、胡蘿蔔、紅棗、花生、松子、魚蝦、山藥等食品。

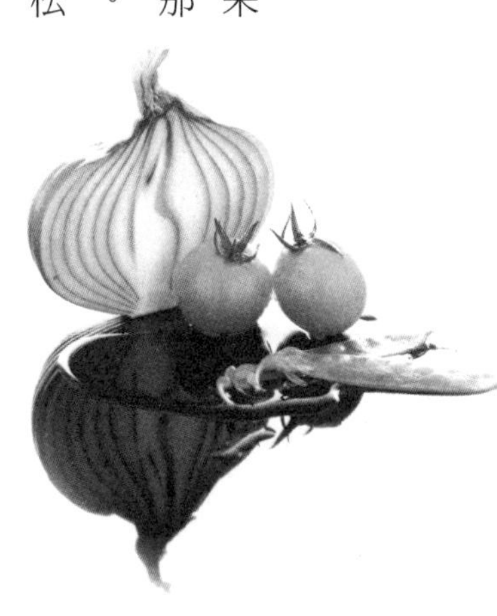

兒童健腦食譜——益智仁炖肉

【材料】：益智仁五十克，牛肉或瘦豬肉三十克。
【做法】：益智仁、牛肉、瘦豬肉同炖煮至肉熟，加調料即成。
【效用】：有健胃益脾、補腦安神、益智的作用。

●如果你的孩子肥胖、無神懈怠、小便赤短。大便塘瀉、腹脹食積、營養不良、下肢微腫，稍動則累等，在這些情況下，你就應該給孩子常吃一些化濕燥脾、消積化瘀的食物。例如，紅豆、山楂、鯉魚、泥鰍、蠶豆、冬瓜、竹筍、洋蔥等食品。

●如果你的孩子胖嫩浮腫、面黑膚糙、小便赤短、遺尿驚厥、髮稀焦黃、反應遲鈍、語言含糊等，就應該經常給孩子吃一些益腎助陽、活血補腦的食品。例如，核桃、山楂、動物肝臟、動物血、動物大腦、山藥、瓜子、黑芝麻、黑豆、栗子、黑魚、紫菜等食物。

●如果你的孩子神怠衰懶，出汗不止，易風寒感冒或生病者，則應經常選擇那些壯體質、助陽補氣、健腦的食物。例如，黃花菜、荔枝、蘿蔔、大棗、芝麻、桃仁、牛奶、雞、鴨魚、蛋、豆製食品等。

最後，值得一提的是，由於孩子的體質各異，所以，做父母的應根據自己孩子的實際情況，供給不同的食品，只有這樣才有利於身體營養的平衡。大腦的發育，身體的健康。

巧讓寶寶自己填飽小肚子

一些年輕的爸爸媽媽提起寶貝的吃飯問題就頭疼：該講的道理講了、該說的話說了、軟硬兼施，然而就是不奏效。

其實，對於兩三歲的孩子，與其以強硬的態度，讓他（她）被動地接受父母的觀點，不如採取機智的策略，把吃飯的過程變成快樂的過程，讓寶寶自覺自願地把小肚子填飽。

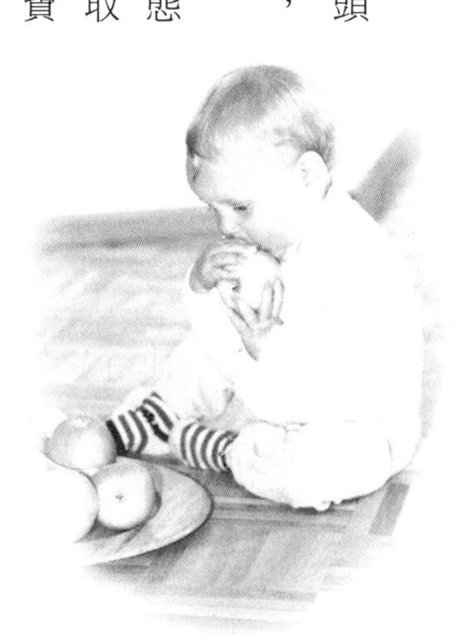

一歲左右的寶寶，動手的願望很強，勇氣也是大大的。看著爸爸媽媽一筷子一筷子地往嘴裏送，自己也不甘示弱，不滿足「飯來張口」。性急的寶寶還會小手不停地動，急著搶家人手裏的筷子和勺，在餐桌上一試身手。

阻止寶寶還是鼓勵寶寶，是決定寶寶未來吃飯好與不好的關鍵。因為，這正是寶寶學習吃飯的最佳時機。父母不妨索性給他一把勺，一雙筷子，任他在碗裏、盤子裏戳，一口口地往嘴裏送。結果當然是掉到桌上、身上、地上的比吃到嘴裏的多得多，然而不能否認的是，最初寶寶畢竟有一、兩口送到了自己嘴裏，很興奮，如果父母及時地誇獎幾句，寶寶自己吃飯的興趣會更濃。漸漸地，成功率能更高。

有過如此訓練的寶寶，一般一歲半以後，就能獨立吃飯了。而且，這也是讓寶寶體驗成功、培養其獨立性的開始。

【操作要點】：

寶寶碗裏、盤子裏的飯菜不要過滿；溫度適中，防止寶寶燙傷，或太涼吃下去胃不舒服。一次給寶寶一種菜，最好不要把幾種菜混到一起，使寶寶吃不出味道，倒了胃口。

吃飯前，在寶寶座位周圍的地上鋪好報紙、給寶寶穿上罩衣、戴上圍嘴，武裝到位。等寶寶完全吃飽了，再清理「戰場」，幫寶寶做個人衛生。還有，整個過程不能嫌麻煩——現在的麻煩是為了以後的不麻煩。

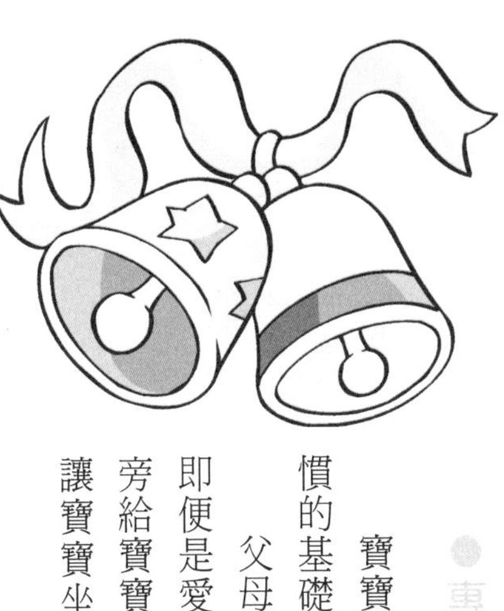

專座與專用餐具

寶寶雖小，專人專座是必須的，這是養成寶寶良好的進餐習慣的基礎。

父母可為一歲左右的寶寶準備一套嬰幼兒餐桌、餐椅，如此即便是愛活動的寶寶也不容易摔著。沒有條件的，可在成人餐桌旁給寶寶一個固定的位置，椅子一定要穩當，上面墊上軟墊子，讓寶寶坐著舒服；兩歲以上的寶寶，可在椅子上再放一隻小凳

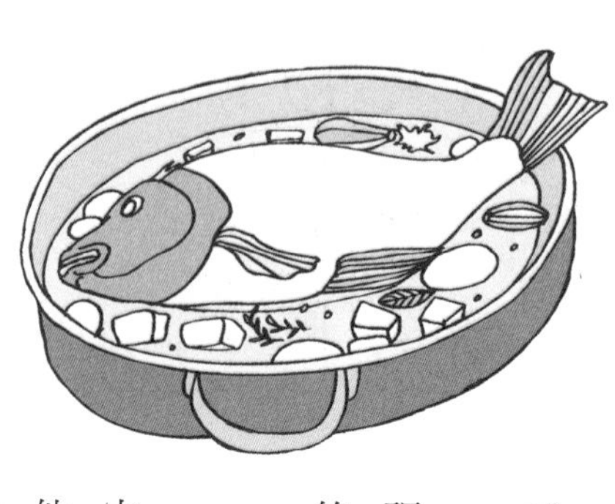

子，便於寶寶夠得著桌上的飯菜。

寶寶的餐具除了不怕摔、小巧、安全、好用外，還要注意視覺效果，色彩鮮豔、圖案吸引寶寶、造型別致，能激發寶寶的食慾。

【操作要點】：

從寶寶會走路後，就對他（她）明確一點：吃飯必須在指定的位置進行，如果四處亂跑，就沒有飯吃；飯後也不能吃其他的東西，兩餐之間的點心仍舊維持原有的量。父母要有令必行、持之以恆，這也是對父母毅力的考驗。

兩三歲的孩子特別喜歡與父母對著幹。因此，在飯菜開始擺上桌時，父母和家人製造氣氛，故意冷淡寶寶：「今天的菜真豐盛，味道好極了，快洗手」。等寶寶也來洗手，對他（她）說：「你先去玩吧，我們吃完了你再來吃。」或「這個魚真香啊，你少吃點吧。」他一邊喊著我要吃，一邊把自己的碗裝得滿滿的。

此時，父母可適當地控制寶寶：各種菜都吃一點。你會發現，這種做法，比單純

兒童健腦食譜——魚頭補腦湯

【材料】：魚頭（鯽魚、鯉魚、黑魚等）一條去腮，天麻十五克，香菇、蝦仁、雞丁適量。

【做法】：魚頭清水煮熟，加香油、蔥、薑、鹽、味精等調料即成。

【效用】：有健腦增智之效。

的催促、勸說、追趕更有效果。

【操作要點】：

父母表面上要不露聲色，一副對寶寶無所謂的樣子，即便是他（她）跑來跑去，也絕不端著飯跟在後面，並設法讓寶寶感到自己被忽視了，非要到餐桌上大吃一頓，為自己爭口氣。

給寶寶適度的選擇

和成人一樣，寶寶也表現出飲食上的個性，不愛吃某種食物，由此借題發揮，延長吃飯的時間。媽媽可給寶寶一定的自主權，共同商量每天的食譜，讓孩子在允許的

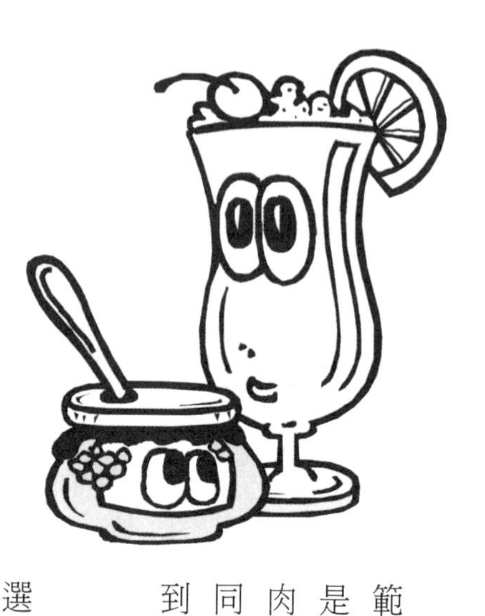

範圍內做出選擇。比如，今天咱們吃菠菜、冬瓜，還是吃芹菜或豆芽？是吃豬肉、魚，還是吃牛肉或雞肉。由寶寶決定在所喜歡的食物中攝取不喜歡食物的同樣營養，只要寶寶能安安穩穩地坐在餐桌旁吃，得到均衡的營養，就達到了目的。

【操作要點】：

給寶寶的選擇範圍不要太寬，一般兩、三種之中選一個，營養搭配的主動權還在父母手裏。和寶寶約定，按他（她）要求做的飯菜，一定要好好吃，否則下次不再徵求他（她）的意見，做什麼吃什麼。

兩三歲的寶寶可隨著父母一起買東西、幫著擇菜，比如掰豆角。參與了勞動的寶寶，在吃飯時更關心自己的成果，吃得也好。

及時鼓勵與適當獎勵

訓練寶寶吃飯，應事先和寶寶溝通，讓孩子知道父母對自己的要求，像不到處亂跑、不挑食、不剩飯、時間的限定等等。

及時鼓勵，即使是一點點的進步：「今天一口都沒往外吐，比昨天好。」「還剩下幾口，如果能在五分鐘之內吃完，就比昨天快。」適當給些小獎勵，激發寶寶好上加好。比如，寶寶喜歡小熊，哪頓飯吃得好，媽媽就給畫一隻小熊，由寶寶收好；如果一個星期能得到一定數量的小熊，週六、週日就帶她到她最想去的地方玩，讓孩子體驗成功的喜悅。

【操作要點】：

堅持原則。定好半個小時的吃飯時間，絕不能延長到四十分鐘，否則你的努力將大打折扣。說話算數。一旦寶寶得到了足夠的小熊，父母的許諾一定要兌現。

給孩子營養的概念

每個孩子都有自己不愛吃的東西，這時最好給孩子講一些營養知識，讓他（她）明白這些東西對身體有什麼好處。在做飯甚至去超市購物時，先向寶寶吹吹風：「你看芹菜嫩綠嫩綠的，吃點綠色蔬菜身體好……」餐桌上再對寶寶做「營養培訓」：

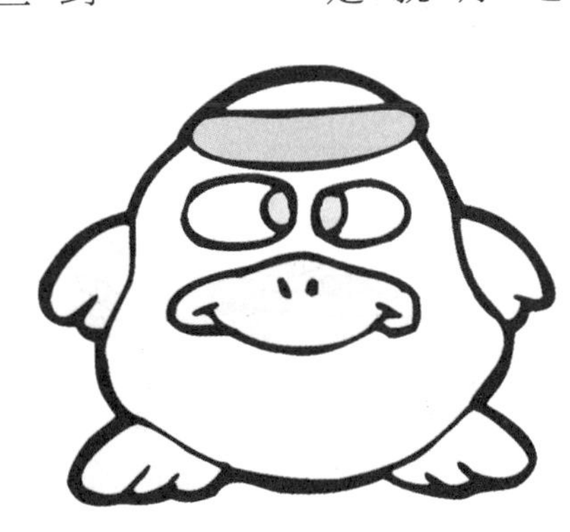

「吃點菜花，補充葉酸；胡蘿蔔裏的胡蘿蔔素含量多，吃了能長高個；豬肝含鐵、維生素A豐富，吃了嘴唇紅，寶寶越來越漂亮；魚能健腦，多吃魚的寶寶聰明……」漸漸地，寶寶就知道了不挑食的好處，不再讓爸爸媽媽為自己的吃飯問題發愁了。

【操作要點】：

飯菜富於變化。即便是寶寶喜歡的，也要今天吃了，明天就換別的，保持體內營養平衡。色、香、味、形、營養缺一不可。讓寶寶從直觀上喜歡，比如把食物拼成卡通圖案，以此刺激兒童的胃口。

為寶寶大腦健康發育巧配食

吃足主食

人腦這台機器用的能量，主要是由血液中的血糖（葡萄糖）提供。因此，常用腦的人特別應當吃足米、麵、雜糧、薯類等主食，這些食物中的澱粉在體內將被消化成葡萄糖，吸收到血液裏，從而可向

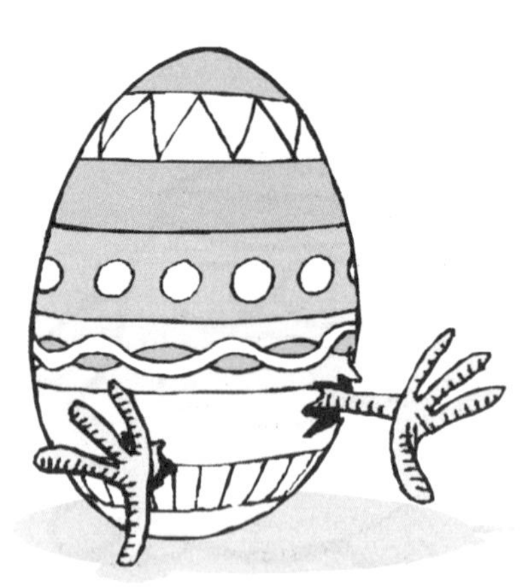

腦子提供足夠的能量。

增加蛋白質

在人的大腦中，大約雲集著人體蛋白質的百分之五十。因此，大腦對蛋白質的匱乏是相當敏感的，並且也極易造成大腦損傷。

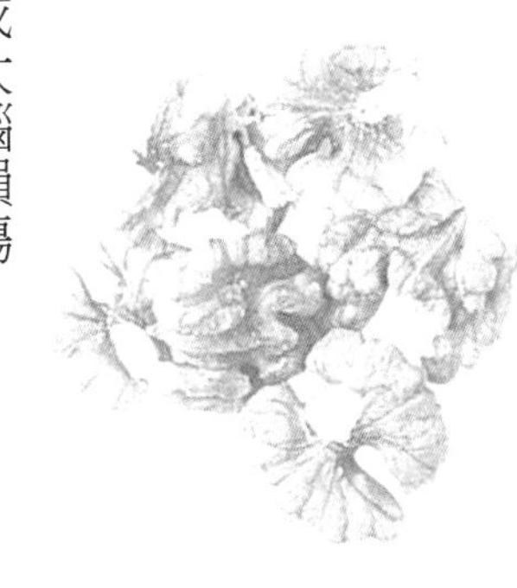

注意食蛋黃

除了蛋白質，腦子還特別需要卵磷脂，它是構成乙酰膽鹼的原料。乙酰膽鹼能幫助腦傳遞興奮，還有幫助增強記憶的作用。

科學家由實驗證實，人吃了卵磷脂後，精力變得充沛，腦力勞動效率有所提高，神經衰弱的毛病也被治好了。所以，常用腦的人，應該多吃富含卵磷脂的食物，如大豆、牛奶、雞蛋等，其中以蛋黃含量最多。

強化維生素B

維生素B群是維持人體代謝所必須的物質，他對神經系統有很大作用。因此，我們平時應注意補充上述與大腦活動有密切影響的維生素，使自己變得更為聰明。

富含B_1的食物有花生仁、黃豆、小米、豬肝、核桃、蛋黃、芝麻醬，黃花菜等；富含B_6的食物有甘薯、香蕉、白菜、豆類等；富含B_{12}的食物有瘦牛肉、牛腎、牛肝、豬心、青魚、牡蠣等。

中和酸食

人體在正常狀態下，血液為弱鹼性，pH值為七・三五～七・四五，用以應付源源不斷湧入的酸性物質。當pH值近於七時，血液就接近了酸性。

血液酸性化就稱為酸性體質。酸性體質的人常有一種特殊的倦感，這種疲倦感會影響大腦的正常工作。開始時人常感到手腳發涼，容易感冒，傷口不易癒合。酸性體質達到嚴重狀態時，會直接影響到腦神經功能，從而引起記憶力減退、思維能力下降以及神經衰弱等症狀。

哪些食物屬酸性食物呢？一般我們吃的主食米和麵就屬酸性食物；副食中的肉、魚、貝類、蝦、雞蛋、花生、紫菜、還有啤酒、白糖等都屬酸性食物。由於主食都屬酸性，所以，我們每天都在食用大量酸性食物。

兒童健腦食譜——山家三脆

【材料】：嫩筍五十克，香菇或木耳十克，枸杞二十克。

【做法】：嫩筍、香菇、枸杞入鹽湯中煮熟，加香油、胡椒、醬油、醋拌食。

【效用】：能補氣養血、健腦益智。

但這樣並不可怕，問題是如何吃一定的鹼性食物來中和酸性食物。使我們的頭腦處於清醒活躍狀態。

哪些食物屬鹼性食物呢？一般我們吃的蔬菜、水果、豆類、海藻類、茶、咖啡、牛奶等都屬鹼性食物。因此，如果大量吃魚、肉、蛋而忽視吃蔬菜、水果，看起來營養水準提高了，但卻形成了酸性體質，反而容易使大腦疲倦，記憶、思維功能也會減弱，這是要注意避免的。

適度進食

儘管各種營養素對腦的作用毋庸置疑，但切不可因此拼命提高營養標準，尤其是蛋白質的供應量。因為人的消化、吸收能力是有限的。倘若過分地攝食，就會增加消化器官的負擔，容易引起消化功能紊亂。而且，動物蛋白的過量攝入還會危及身體健康，如誘發心血管疾病。

還有，不能認為維生素攝入越多越好。因為一旦攝入過多，維生素就不再起補養作用，反而產生一定的藥理作用，甚至會出現嚴重的副作用。

另外，還要注意的是蛋白質、脂質結構的脂肪、醣類、維生素B群、維生素C和E、鈣、磷、鎂等是人腦的主要成分。含有這些成分容易被消化和吸收的食物，都可以作為增進智慧和健腦的食品加以利用。如家禽的肉，以及蛋、奶、魚類等。

結構脂肪在野兔、豬、牛、羊、雞、鴨、魚等動物體內以及花生、芝麻、核桃、葵花子、西瓜子、南瓜子和杏仁裏。

含有維生素C的有各種新鮮的蔬菜和水果，其中棗、橘子、菠菜、辣椒中含量尤為豐富。

鈣如果極度缺乏，會引起失眠、不安、智力減退乃至神經錯亂，其重要來源是魚類、貝類、蝦、蟹。

腦力勞動還會大量消耗磷，因此要用玉米、粗麵粉、黃豆等含磷多的食品來補充。

這些食物要全面地恰當攝入，而不是多多益善。因為脂

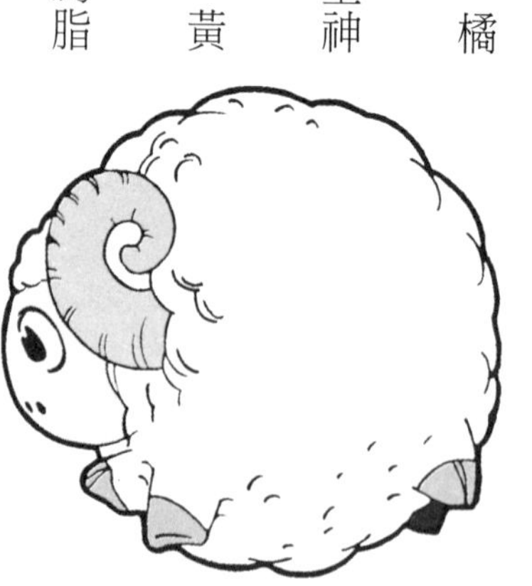

肪吃得太多，反而會損傷大腦的功能。

一日三餐 吃出好記性

科學研究表明，你每餐吃的是什麼，會影響你的記憶力以及大腦思維能力。英國國家食品研究所一九九九年一項最新研究發現，婦女為減肥而採用的飲食不利於記憶以及思維能力的正常發揮。

瑞士科學家發現，年過六十五歲的老人，如果他們血液中含有較高濃度的維生素C、β—胡蘿蔔素，那麼他們的記憶力就會得到改善。

美國的一項研究也表明，老年人體內如果擁有較高水準的葉酸、維生素B_2和B_{12}，那麼，他們的記憶力就會較好。

由此可見，如果你想讓大腦功能正常運轉，思維敏捷，記事不忘，那麼，良好的飲食習慣是至關重要的。

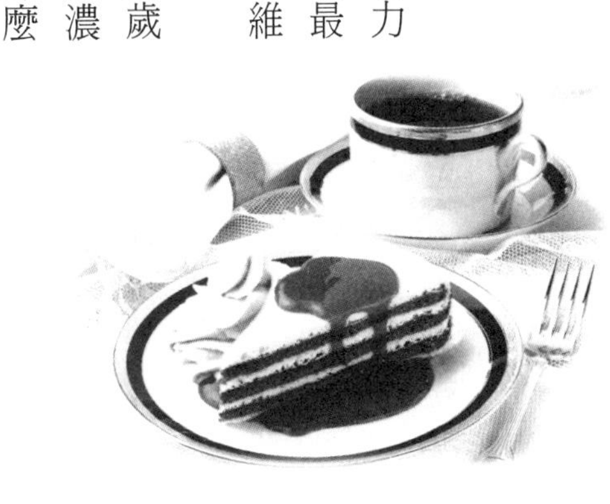

早餐

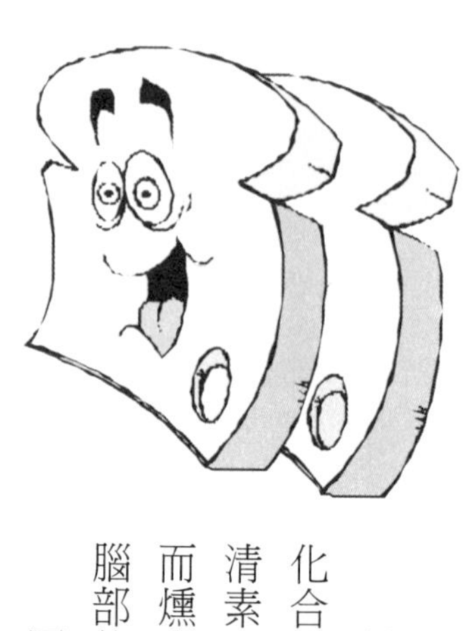

科學家經由實驗發現，早餐吃稀飯、炒麵、甜麵包等碳水化合物，由於糖和澱粉含量多，可使腦中的血清素增加，而血清素有鎮靜作用，故可能使人的智力在早晨無法達到最高峰。而燻肉、蛋和油條有大量脂肪和膽固醇，不容易消化，使流往腦部的血液減少，降低了腦的靈敏度。

因此，早餐應該吃脂肪含量低的食物，如瘦火腿、鮮果或果汁，並喝一兩杯咖啡，可使人頭腦更靈活，反應更敏捷。

午餐

科學家的一項研究顯示：麵包、麵條、米飯或甜點心等食物會使婦女瞌睡、男人慵懶困倦。四十歲以上的人吃了富含碳水化合物的午餐後，不論男女，在飯後長達四小時的時間內，精力的集中程度都比不上那些午餐時吃蛋白質食物的人。

研究認為，雞肉、魚等高蛋白質食物，可使人的血液中氨基酸增加，它穿過血腦障壁而進入腦中之後，可轉化成為使頭腦保持敏銳的化學物質——多巴胺和去甲腎上

兒童健腦食譜——讀書點心

【材料】：核桃肉五〇〇克、芝麻一二五克、桂圓肉一二五克。
【做法】：上列材料加糖適量，共搗勻，每日早晚取一匙，開水沖服。
【效用】：能增強記憶，消除頭暈失眠。

腺素。另外，由於酰膽鹼對腦的記憶功能有重要作用，因此，在午餐膳食中，可適當安排食用富含膽鹼的魚類、肉類、蛋黃、大豆及其製品。

晚餐

豬肝，豬肉，牡蠣，葡萄酒，銀杏等。豬肝每週一次即可，豬肝含有大量的鐵質和豐富的B群維生素。鐵質的缺乏，將會影響到注意力的集中，思維的敏捷；B群維生素則是大腦以及中樞神經系統正常運轉所必需的營養物質。

瘦豬肉，不但蛋白質豐富，而且還含有豐富的維生素B_1，它的存在有助於機體的能量釋放，避免注意力不集中、低效的記憶力。

牡蠣又稱為蠔，每月一次或更多。含有較豐富的微量元素鋅，為大腦的必需營養成分之一。

葡萄酒每天一小杯即可。義大利米蘭大學的一項研究證明，葡萄酒含有豐富的抗氧化物質，它有助於激發神經細胞。

另外，對四千位六十五歲以上老年人飲酒習慣的研究顯示，適度的飲用紅酒，可減少老年癡呆症的發生，而且減少的幅度為百分之七十五。

銀杏又稱白果，可以改善腦部血液循環。美國有項研究表明，每天攝入一二〇毫克的銀杏提取物，就可以改善或推遲老年癡呆症的發生。

吃得「雜」才能「吃出聰明」

我們的大腦是極為華貴嬌嫩的物質。它主要由脂質、蛋白質、醣類、維生素和鈣等營養成分構成。大腦的發育和運營，依賴血液提供足量、齊全、平衡的營養素。蛋白質、糖、脂肪、維生素、各種無機鹽、微量元素，都是大腦發育

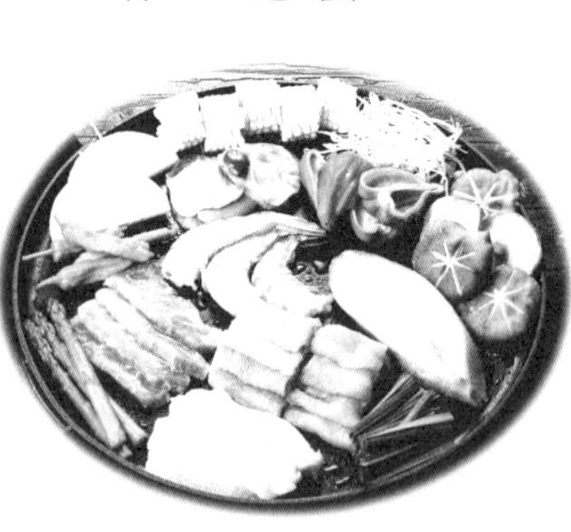

和運營所必不可缺的營養素，其綜合功能是構成腦體、修補組織、供給能量、補償消耗和調節生理機能。

任何單一的營養素，都不可能完全實現上述五種功能。各種營養素的構成必須齊全、合理、適量，而且達到動態平衡，大腦的生長發育，才能更健全，腦功能的整體發

兒童健腦食譜——什錦炒麵

【材料】：麵條二〇〇克、雞腿一條、豆腐乾四塊、蝦二十尾、小竹筍一根、香菇三朵、豌豆二十粒、青菜兩棵、核桃十二個，生薑、鹽、醬油、酒、山慈菇粉（或澱粉）、味精、麻油適量。

【做法】：麵條上籠蒸熟；雞肉去骨、切成小丁泡入醬油、酒、山慈菇粉中；乾香菇水泡後，切成絲；小竹筍煮熟後切成片；豌豆在沸水中燙一下即撈出，切成兩半；青菜煮熟後切成二公分長；蝦用鹽水煮熟後去皮；核桃去殼去皮；豆腐乾用醬油煮熟後切成片，加山慈菇粉。在鍋內放入麻油，待油熱後，放鹽和切成絲的薑，然後依次放入香菇、雞、竹筍、蝦、豆腐乾、麵條等略炒後，再放入核桃、豌豆、青菜，並用醬油、味精調料後取出。

揮，才能更充分。

人類是高級的哺乳動物，又是高度的雜食動物。人類食物之「雜」，是其他任何動物都望塵莫及的。人類這一高度「雜食」的食物結構，為自身智慧的發展，提供了齊全的營養素即物質基礎。

膳食致智「雜」為貴。這就是說，大腦的營養，齊全和平衡頂重要。膳食健腦益智，應有一個整體觀念。健腦食品絕非指某一種或某幾種食品。任何一種食物和藥品，都不能使人成為智力超常的天才。必須從各種食品中全面攝入大腦所需的營養素，才能使我們腦髓充盈、神清智聰。

《內經・素問藏氣法時論》說得好：「五穀為養，五果為助，五畜為益，五菜為充，氣味合而服之，以補益精氣」。只有穀、肉、果、菜四者相互調劑配合，才能達到補益精氣的作用。致智膳食貴平衡。五穀雜糧、豆類，宜經常攝入；適量的魚肉蛋奶及各種新鮮蔬菜、水果，應四季不斷。若此，我們的大腦運營和智力發展，才有堅實的物質基礎。

當代腦營養學取得了長足的進步。但我們還遠遠沒有清楚全部食物對我們大腦所起的作用，尤其是沒有清楚健

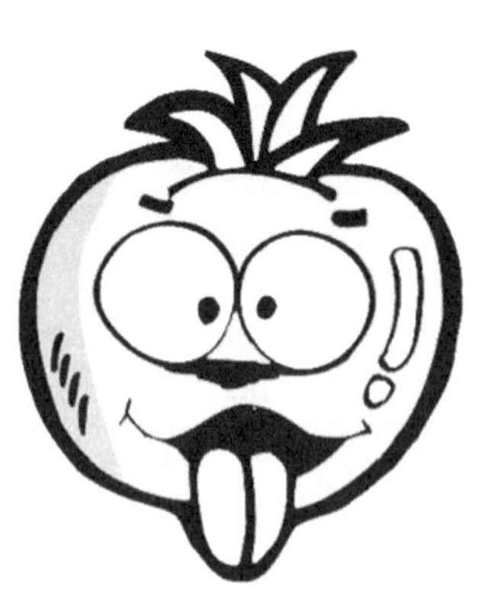

腦益智所需的食物量及各種食物量之間的合理比例。如何「吃出聰明」來？這是一個很難畫上句號的問題。但腦營養必須齊全、平衡，這是毫無疑問的。片面突出、畸量攝入某一種營養素，肯定不明智。

青春期孩子飲食要巧吃

從小學升入中學，這既是一個人學習歷程中的一個較大轉折，同時也意味著一個重要生理發育階段的到來。

從十二三歲起（女孩比男孩早一兩年），人的身體進入生長發育的飛躍時期——青春期。對大多數人來說，正好是中學生涯的開始階段。青春期，人體各器官普遍加速生長並逐漸達到成熟水準。

在這一時期，身高的增長可以從平時每年增長四～六公分而激增至八～十公分；體重從每年平均增加一・五～二千克增至五～六千克，內臟器官生長速度也大大加快。如心臟，在青春期重量可一直增加到出生時的十～十二倍。可以說，中學時代是長知識、長身體、增強體質的最重要、最有利的時期。良好的營養、適當的鍛鍊和合

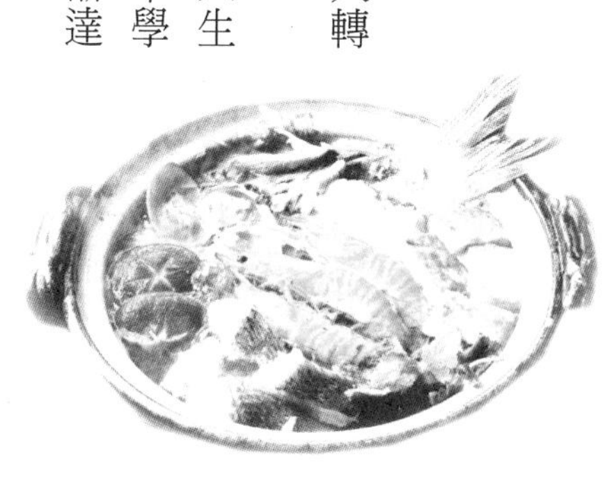

理的作息是影響其身心發育的三個重要因素。

青春期體格發育極為迅猛，各個器官都在增大，腦、心、肝、腎等功能增強，加上讀書緊張、活動量大，也需要更多的熱量。

熱量主要來自主食米、麵和脂肪、蛋白質，因此中學生應首先吃好三頓正餐。要多吃魚、瘦肉、蛋、牛奶、豆製品等蛋白質豐富的食物，每日膳食中蛋白質的供給量約為八十～九十克。要補充足量的維生素和礦物質。

青少年代謝旺盛，骨骼生長快，肌肉組織細胞數量直線上升，要特別注意鈣、磷、鎂和維生素A、D的供給。大量組織的形成需要鐵，供給不足則可能發生貧血，特別是少女由於月經來潮，每次要損失一定量的血，因此，鐵質的補充更為重要。

此外，隨著甲狀腺機能加強需要更多的碘；體格發育和性器官的逐漸成熟都需要鋅；維持正常代謝和生長，離不開充足維生素的供給。

有些中學生有偏食和擇食的習慣，喜歡吃這種、不喜歡吃那種，或只吃幾種食物，其他的一概不吃，尤其是蔬菜，這樣就會造成營養上的不平衡。譬如偏吃葷腥，不吃蔬菜，易造成多種維生素和礦物質的缺乏，且為成年後患高血脂、心血管疾病埋

兒童健腦食譜——咖喱蝦飯

【材料】：大米飯五〇〇克、小蝦四十尾、香菇八朵、蔥頭一個、麵粉六〇克、咖哩粉五克、肉汁一碗（二〇〇克）、牛奶半碗（一〇〇克），蒜、生薑、鹽、醋、麻油適量。

【做法】：蝦去皮，加鹽和醋調味；洋蔥切成薄片，蒜、薑切成片。鍋內放入麻油，油熱後放入蒜、薑、洋蔥，略炒後放入麵粉，炒幾下放入咖喱粉用文火炒，接著放入肉汁，在鍋內攪拌，等肉汁與麵粉咖喱粉攪拌勻後再加牛奶煮熟；香菇切成片，用麻油炒過後，加入蝦，用旺火炒熟。再倒入大米飯、煮熟的咖哩粉料，即加鹽調料攪拌後出鍋。

下了一顆「定時炸彈」。所以，要從小養成良好的飲食習慣，保證各類營養素的均衡搭配。

特別要注意的是要吃好早餐。上午緊張的上課和活動，要求早餐必須含有充足的熱量。有些學生早晨匆匆忙忙湊合著吃一點就趕去上學，上了兩節課，肚子就空了。等到第三、四節課就出現精神不振、注意力不集中等現象，影響正常的學習。因此，早餐要特別予以重視，應占一天總熱量的三分之一，可增加一些營養豐富的雞蛋、牛奶、花生、大豆等，有經濟條件的還可供給一次課間加餐，以保證學生們能精力充沛地學習。

學生考季要巧吃

無論是考試、演講、演出、或面試，一定會做很多準備，卻常常忽略飲食這一環。很多人以為肚子填飽了，就有氣力應付，事實上，飲食策略確實會影響表現。參加考試，發表一篇演說，做一場演出，或者應徵面試時，都處於一種求勝狀態，而事前所吃的食物，會促使腦部分泌化學物質，影響行為及反應。因此，必須得會吃。

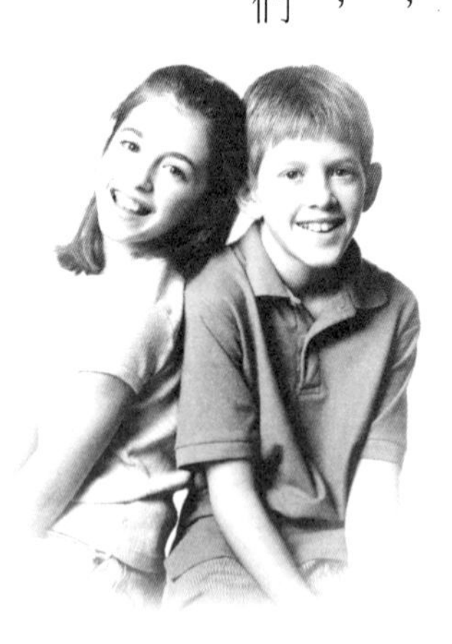

●飲食均衡，但限制熱量

無庸置疑地，最基本的策略仍在於均衡飲食，各類、各色食物都要吃到。早餐不要超過一六七二千焦熱量，午餐及晚餐則維持在二〇九〇~二五〇八千焦。適當攝取熱量，在任何時刻都很重要，即使是外食，也可以有效控制，不吃肥肉、不吃油炸食物，少吃奶油或沙拉醬都行。

另外，吃米、麵等碳水化合物前，先吃蛋、豆類、肉等蛋白質食物的準則，也不妨採用。

因為蛋白質中的酪胺酸會刺激身體分泌多巴胺、腎上腺素，讓人思路變清晰，反應更敏捷；但是，同樣來自蛋白質的色胺酸，則會刺激血清促進素的分泌，讓人想睡，如果先吃碳水化合物，導致體內血糖量增加，身體為了降低血糖，分泌胰島素，促使血液中的色胺酸比酪胺酸先到達大腦，效率自然就比較差。

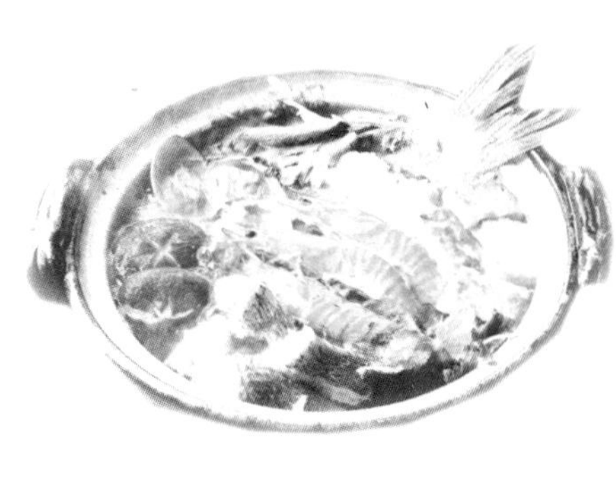

●食補、藥補，反而增加負擔

考生整日埋首書堆，家長擔心體力不濟、腦力不足，為孩子努力補、拼命補，而事實上，過了發育期，腦部已經發育定型，後來再補也沒多大效用。相反地，考生處於緊張狀態，腸胃特別敏感，對平日不熟悉的食物難以適應，硬要他們服用各種補品，反而是一種負擔。

大多數父母相信吃腦補腦，吃肝補肝等說法，但是這

樣補，補進去的大多是蛋白質類的食物，現在孩子的營養都已足夠，補過量反而導致某些疾病的產生，像痛風等。正在念書打拼的孩子們，此時又有病痛發作，不是件很悲哀的事嗎？

總而言之，家長在考前不要特別改變考生的飲食習慣，若要調整，也是要儘量調回正常狀態，也就是均衡攝取六大類食物——五穀根莖類、奶類、魚肉豆蛋類、蔬菜類、水果及油脂類，況且飲食不均衡，容易引起便秘，加上壓力因素，消化方面會有影響，腸胃功能也有所損傷。

早餐要好不要省

考試的狀況，其實可能發生在生活中的其他情境，大家會忽略的地方也近似。在羅伯哈斯寫的《用食物管理心智與心情》中提到，莎拉是位老師，每週教一門畢業生必修的課程，從上午八點到中午十二點「我常常覺得講課時，腦筋不清晰，思慮模糊不清，沒法子表達清楚。」羅伯哈斯仔細詢問莎拉的飲食狀況，發覺她通常在早上七點左右，就空著肚子出門，路上才匆匆忙忙買點加乳酪的蛋捲、吐司夾培根等等，當然不符合清淡、低脂的原則。

因為忙，覺得沒時間，而懶得吃東西是相當不智的。從營養學來看，充足的營養，是維持腦力的基本，做到均衡飲食外，不論考前或考試當日，早餐千萬不可省，而且營養要對、要足，因為穩定的血糖是供應腦細胞活動的主要能源，血糖不足，則會消耗肝臟儲存的肝醣，體力、腦力都受影響。

根據統計，至少有三分之一的青少年是不吃早餐的，空腹時間過長，會影響記憶力及精神狀態。

●少量多餐，應付食慾不振

長期處於緊張狀態，考生常會出現的生理狀況就是食慾不振、腸胃失調。緊張、壓力，會讓有些人吃不下飯，生活節律上有所改變（如熬夜），也會影響吃東西的意願，考生長期累積的壓力，緊繃著沒有放鬆，不趕緊趁現在調整飲食、情緒，回到常軌，到真正的最後一刻，就容易失常。

怎樣調整？每日三～四餐，以均衡方式攝取營養素，最為理想。當然，補充的食物也要對，千萬不要吃所謂的垃圾食品，因為在非常時期，蛋白質、碳水化合物、脂肪、礦物質、維生素等，如果補充的不是這些營養素，即使吃飽了，對考生而言，整體飲食狀況還是不對。

考生如果一感覺餓就吃，可能體重會失控，使人更添煩惱，壓力會更大，所以營養師建議，三餐大約七、八分飽就好，因為吃太飽，體內血液就會集中在腸胃道，腦筋會變得比較不清楚，記憶力、思考力都會變差。

點心或宵夜方面，可以補充一杯牛奶，或是選擇一些比較容易消化、含維他命C較多的水果，如柑橘類也很理想，因為壓力大的人，體內維他命C消耗量會增加。

咖啡、茶適量而止

面對考試狀態，有幾項飲食原則必須遵循：選擇低熱量和低脂肪的食物，咖啡族或喝茶族若是戒不掉，至少要維持平常量，不要加量；沒有喝茶或咖啡習慣的人，千萬不要為了提神而飲用，反而容易弄巧成拙。食物在體內消化需要時間，而且依種類有所不同，總括來說，應試前兩小時進食是比較理想、安全的狀況。

千萬不要空腹應試，空腹時，體內血糖濃度低，人的理解力及記憶力都會變差。有些人習慣飲用提神的含咖啡因飲料，如咖啡或茶，其實不僅效果不佳，體力也容易透支，再加上考試時不可能隨時補充這類飲料。不妨從「質」——降低濃度改起，把咖啡稀釋些再飲用，才可減少在考試當天，咖啡因對身體所造成的不適感。

面對挑戰，飲食也是致勝因素之一，為了家人，為了自己，只要掌握原則，多一些注意，食物會是你要打勝仗的好幫手。

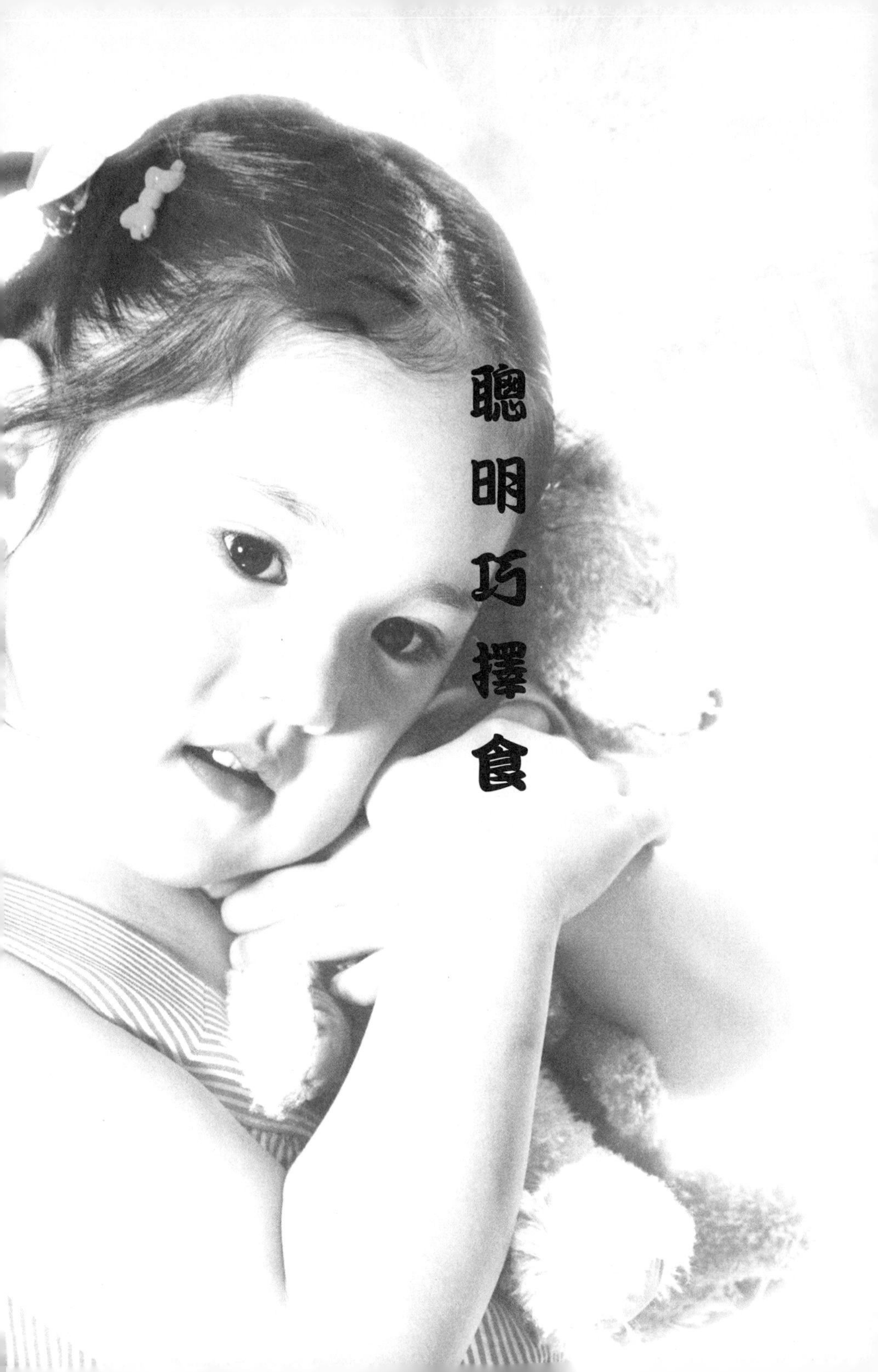
聰明巧擇食

健腦食品 巧記住

健腦食品簡單地說，就是有益於大腦的食品。換句話說，健腦食品是構築堅韌而耐疲勞的腦神經的食品。如果堅持食用健腦食品，不僅大腦（腦神經）的結構和功能可以改善，而且會使智商指數得到提高，使人更聰明。

●能激發創造力的食品

生薑中含有薑辣素和揮發油，能夠使人體內血液得到稀釋，流動更加暢通，從而向大腦提供更多的營養物質和氧氣，有助於激發人的想像力和創造力。

●能增強記憶力的食品

黃豆含有豐富的卵磷脂，能在人體內釋放乙酰膽鹼，是腦神經細胞間傳遞信息的橋樑，對增強記憶力大有裨益。常吃胡蘿蔔有助於加強大腦的新陳代謝。鳳梨含有很多維生素C和微量元素，且熱量小，有助於提高記憶力。

能提高靈敏度的食品

核桃含有較多的優質蛋白質和脂肪酸，對腦細胞生長有益。栗子含有豐富的卵磷脂、蛋白質和鋅，有助於提高思維的靈敏性。

能集中精力的食品

洋蔥能稀釋血液，改善大腦的血液供應，從而消除心理疲勞和過度緊張。每天吃半個洋蔥可收到良好的效果。

能提高分析能力的食品

花生含有人體所必須的氨基酸，可防止過早衰老和提高智力，促進腦細胞的新陳代謝，保護血管，防止腦功能衰退。

能促進睡眠的食品

小米有顯著的催眠效果，若睡前半小時適量進食小米粥，可幫助入睡。

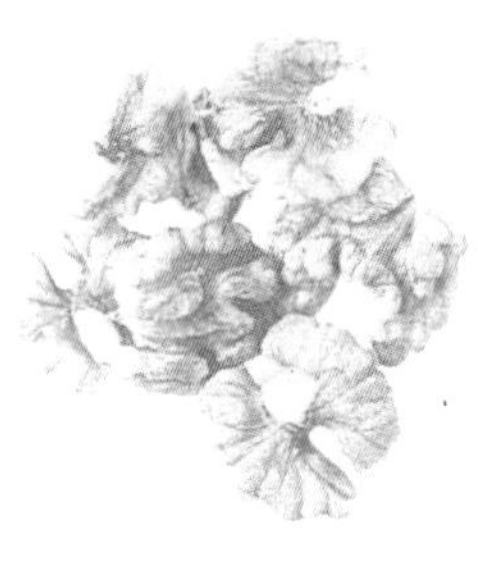

益智藥粥——核桃豬腰粥

【材料】：核桃十枚、豬腰一個、大米一〇〇克，調料適量。

【做法】：先取大米、核桃煮粥，待沸後調入豬腰及蔥、薑、椒、鹽等，煮至粥熟服食。

【效用】：可聰腦益智。豬腰性平，可補腎益智，核桃含有大量不飽和脂肪酸，健腦作用甚強，煮粥服食，為考生健腦益智上乘良方。

糖能順利地通過大腦的各道屏障進入腦組織而被吸收，可提高人的學習和工作效率。

健腦食物

一個人能否有良好的記憶，主要是取決於大腦皮層的機能

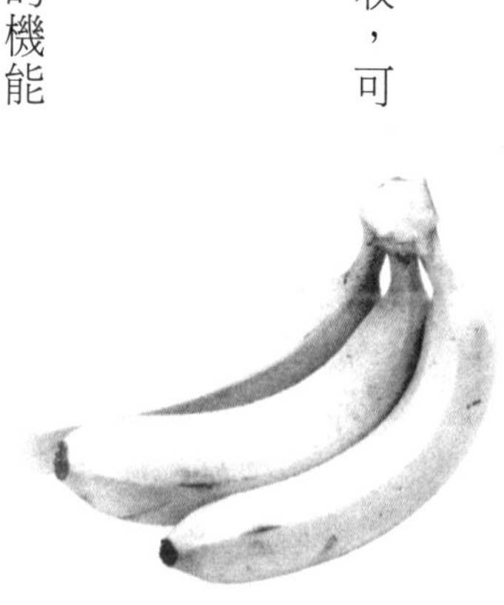

狀態。在飲食中，如果能有意選擇下類食品，對身體很有益處。

植物類

多吃大豆和豆類製品。豆類食品物美價廉，營養豐富，容易消化吸收，具有清熱滋陰、調理脾胃的功效。

特別是豆類製品含有豐富的蛋白質和多種人體必需的氨基酸，能增強腦血管功能，增加腦細胞活動，可抑制膽固醇在血管中積聚，減少腦血管疾患。清晨喝豆奶一杯或豆腐腦一碗，加些蜜糖或雞蛋，是很有裨益的。

海鮮類

定期吃魚類食品。魚肉含脂肪少，能向大腦提供優質蛋白、鈣和大量維生素，這對神經細胞簡直是「最佳禮品」。

大多數魚類含的脂肪酸是不飽和脂肪酸，具有保護腦血管的功能。人們常說「魚中有腦黃金」，正是這個道理。

水果類

多吃橘子和香蕉。橘子含有大量的維生素，屬於鹼性食物，可消除酸性食物對神經系統造成的危害，對健腦益智大有幫助。

香蕉有預防神經疲勞之效。香蕉中含有大量的鉀，它對維持人體細胞功能和酸鹼平衡以及改進心肌功能均大有裨益。

肉食類

多吃豬腦和雞。豬腦含鐵、磷鈣等礦物質和多種微量元素。用豬腦、杞子、蓮子燉吃，能健腦益智。

雞肉中的蛋白質對人體健康有特殊意義，尤其對大腦。它能維持平常的免疫功能，激素平衡，良好的肌肉收縮力和皮膚彈性。

蔬菜類

多吃菠菜、胡蘿蔔。菠菜使腦細胞代謝的優良營養品。其中所含的大量葉綠素具有健腦益智作用。胡蘿蔔含有大量以維生素A為主的多種維生素、無機鹽和鈣質等，營養豐富，有「小人參」的美譽，為健腦佳品。

●主食類

定期食用玉米、小米。它們可提供大量葡萄糖供腦的活動能量外，它的獨到之處是有較多的蛋白質、維生素B等物質。這一大眾化的食品可以讓大腦受益。

男性多吃海魚補腦

男性更應注意保護腦子，必須科學地用腦，因為男性腦萎縮比女性快得多。這是美國一組科學家最近發佈的一項研究結論。

盛年以後，隨著年齡的增長，腦細胞會明顯地逐漸減少，但在腦細胞的死亡速度方面，男性比女性快兩倍。男性大腦的表面部位喪失的細胞比腦的中間部位失去的細胞要多，而腦的表面部位涉及到人的認知功能，如推理、計算、邏輯、語言和概念產生等等。

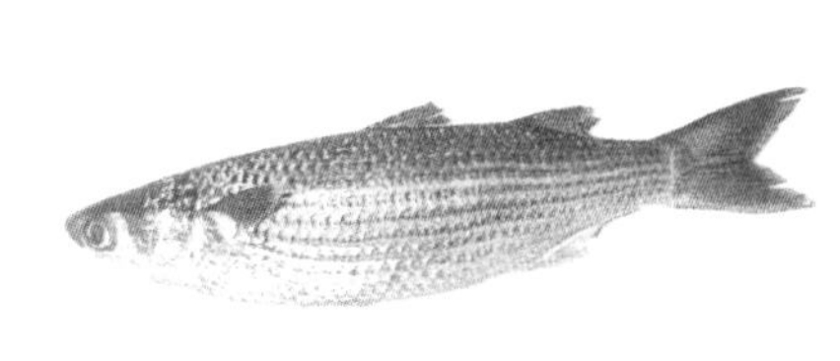

益智聰明菜——桂圓豬髓魚頭湯

【材料】：桂圓十克、豬脊髓一〇〇克、魚頭一個、調料適量。

【做法】：將豬脊髓、魚頭洗淨，同置鍋中加清水適量煮沸後，下桂圓及蔥、薑、椒、蒜、料酒、米醋等，文火炖至爛熟後，加食鹽、味精調味，下香菜，再煮一二沸即成。

【效用】：可補腎健脾，養心安神。

比較研究發現，女性大腦兩側失去的腦細胞大致相等，而男子大腦左側失去細胞數量大約是右側的兩倍。男性喪失的腦細胞大多是與語言、推理等認知能力有關的腦細胞，因此，男子患老年性癡呆症的比女性多。

「腦保健」的方法很多，但最易忽視而又極為重要的是如何科學地用腦，以免過度用腦，長時期用腦過度會導致腦細胞受損與記憶衰退。不開夜車是一種保護腦子的有效方法。

人體內的腎上腺皮質激素和生長激素只有在夜間睡眠時才分泌，前者在黎明前分泌，後者入睡後即產生。腎上腺皮質激素具有促進體內糖的代謝與肌肉發育的功能。

生長激素既可促進青少年的生長發育，也能使中老年人延緩衰老。夜晚用腦過度，會使人的機體節律紊亂，導致腦細胞衰減。

保護大腦應多吃魚，尤其是海魚，對腦最有補益。魚類含有豐富的不飽和脂肪酸（比肉類高約十倍），是健腦的重要物質。海魚中含二十二碳六烯酸和二十碳五烯酸，是促進神經細胞發育最重要的物質，具有健腦作用。

另外，專家向用腦過度者推薦了兩種極不起眼的食物：蒜和蔥。蒜和蔥中都含有一種叫「前列腺素A」的物質，能舒展小血管，促進血液循環，降低血壓，具有較好的健腦功能。「腦保健」應當成為現代人最注重的保健內容。

常吃菠菜健腦

美國專家研究發現，菠菜有助於防止大腦的老化。研究者對老鼠進行了為期八個月的食用菠菜的飲食控制試驗後發現，老鼠的神經細胞通訊傳遞有了明顯地增強，而這種通訊傳遞對運動、學習和控制十分重要。

同樣，每天讓老年人吃一定數量的菠菜和草莓的試驗觀察也證明，多食菠菜有助於減少老年人常見的記憶力減退現象。研究認為，菠菜中含有大量的抗氧化劑，具有

益智湯羹——菊花棗仁桂圓湯

【材料、做法】：白菊花四朵、酸棗二克研碎，連同桂圓肉四枚放杯內，用沸水沖泡，待稍溫調入蜂蜜一匙。以湯代茶飲，並吃桂圓肉。

【效用】：腸滑泄瀉者慎用。

抗衰老、促進培養細胞增殖作用，既能啟動大腦功能又可增強青春活力。

菠菜具有極強的抗氧化能力，有助於減緩由於年齡增長造成的認知障礙和中樞神經系統損壞。菠菜是含抗氧化劑維生素C和維生素E的佼佼者，對年長者特別有益。

美國波士頓人類老年營養研究中心的科學家，最近給八名老年婦女飲用了菠菜的萃取液，結果發現，該液具有「強力抗氧化活性效果」，可使她們機體的抗氧化能力提高百分之二十，這相當於攝取一二五〇毫克的維生素C。

哈佛大學的另一項研究發現，每週食用二～四次菠菜的中老年人，可降低患視網膜退化的危險。

研究者分析認為，菠菜可保護視力，主要是緣於其所含的一種類胡蘿蔔素在人體內會轉化成維生素A，有助於維持正常視力和上皮細胞的健康。

記憶果——蘋果

蘋果，屬於薔薇科大宗水果。其味道酸甜適口，營養豐富。據測定，每百克蘋果含果糖六・五～十一・二克，葡萄糖二・五～三・五克，蔗糖一・〇～五・二克；還含有微量元素鋅、鈣、磷、鐵、鉀及維生素B_1、維生素B_2、維生素C和胡蘿蔔素等。又因蘋果所含的營養既全面又易被人體消化吸收，所以，非常適合嬰幼兒、老人和病人食用。

蘋果有「智慧果」、「記憶果」的美稱。據研究，鋅是人體內許多重要酶的組成部分，是促進生長發育的關鍵元素。鋅透過酶廣泛參與體內蛋白質、脂肪和糖的代謝。鋅還是構成與記憶力息息相關的核酸與蛋白質的必不可少的元素。缺鋅可使大腦皮層邊緣部海馬區發育不良，影響記憶力。

實驗也證明，減少食物中的鋅，幼童的記憶力和學習能力受到嚴重障礙。鋅還與產生抗體、提高人體免疫力等有密切關係。

蘋果具有降低膽固醇含量的作用。法國科研人員經過試驗得出：吃蘋果可以減少血液中膽固醇含量，增加膽汁分泌和膽汁酸功能，因而可避免膽固醇沉澱在膽汁中形

益智藥粥——黨參粥

【材料】：黨參一〇克、大米一〇〇克、冰糖適量。

【做法】：將黨參擇淨，水煎取汁，加大米煮為稀粥，待熱時調入冰糖，再煮一二沸即成。

【效用】：可補中益氣，健脾開胃，適用於考生脾胃虧虛，食慾不振，記憶下降等現象。我國科研人員研究發現，黨參對人的回憶及再認識有改善作用，並能增強青年人及中老年人學習記憶能力。煮粥常服，有效增強考生記憶能力。

成膽結石。

有人實驗發現，經常吃蘋果的人當中，有百分之五十以上的人，其膽固醇含量比不吃蘋果的人低百分之十。

蘋果還具有通便和止瀉的雙重作用，因為蘋果中所含的纖維素能使大腸內的糞便變軟；蘋果含有豐富的有機酸，可刺激胃腸蠕動，促使大便通暢。另一方面蘋果中含有果膠，又能抑制腸道不正常的蠕動，使消化活動減慢，從而抑制輕度腹瀉。

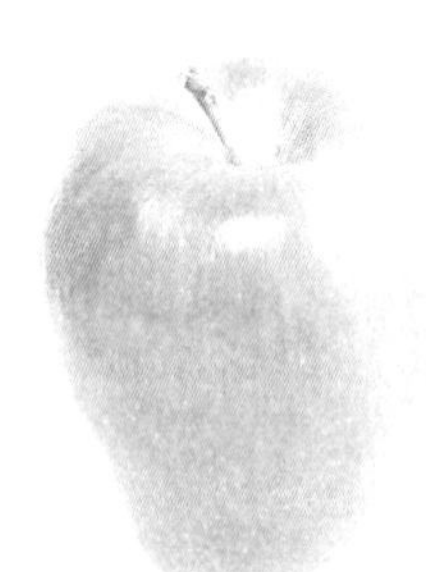

蘋果中含有較多的鉀，能與人體過剩的鈉鹽結合，使之排出體外。當人體攝入鈉鹽過多時，吃些蘋果，有利於平衡體內電解質。蘋果中含有的磷和鐵等元素，易被腸壁吸收，有補腦養血、寧神安眠作用。

蘋果的香氣是治療抑鬱和壓抑感的良藥。專家們經過多次試驗發現，在諸多氣味中，蘋果的香氣對人的心理影響最大，它具有明顯的消除心理壓抑感的作用。

臨床使用證明，讓精神壓抑患者嗅蘋果香氣後，心境大有好轉，精神輕鬆愉快，壓抑感消失。實驗還證明，失眠患者在入睡前嗅蘋果香味，能使人較快安靜入睡。用蘋果洗淨擠汁，每次服一百毫升，每日三次，連續服用，十五天為一療程，對高血壓患者有降低血壓的作用。

健腦良藥 黃花菜

黃花菜原名萱草。因其含苞待放時花蕾細長而像金針，故又得名「金針菜」。

黃花菜是一種營養價值很高的食用蔬菜，經營養成分研究，每一百克乾黃花菜中含蛋白質十・一克，脂肪一・六

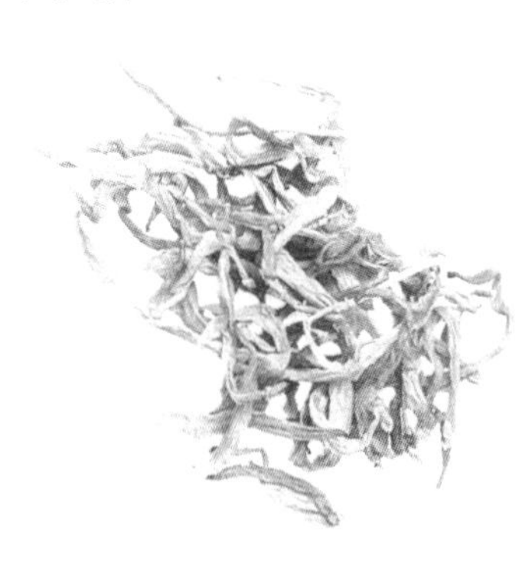

益智藥膳——枸杞龍眼湯

【材料】：枸杞子、龍眼肉、製黃精各一〇克，鴿蛋四個，冰糖五〇克。

【做法】：枸杞子、龍眼肉、製黃精均洗淨切碎，待用；冰糖敲碎裝在碗內。鍋置中火上注入清水約七五〇毫升，加入待用三味藥物同煮至沸後約十五分鐘，再把鴿蛋打破後逐個下入鍋內，同時將冰糖屑下入鍋中同煮至熟即成。每日服一次，連服七日。

【效用】：本方補肝腎，益氣血，適用於肺燥咳嗽，氣血虛弱，智力衰退者。

克，碳水化合物六二・六克，比番茄和大白菜高十倍。碳水化合物的含量和所含的熱量與大米相似，維生素A的含量比胡蘿蔔高一・五二～二倍。

此外，粗纖維、磷、鈣、鐵及礦物質的含量也很豐富，對人體健康頗有益處。鮮黃花菜含有秋水仙鹼，食用後會引起咽喉發乾、嘔吐、噁心等現象，但一經蒸煮洗曬後再食用，就無副作用發生。

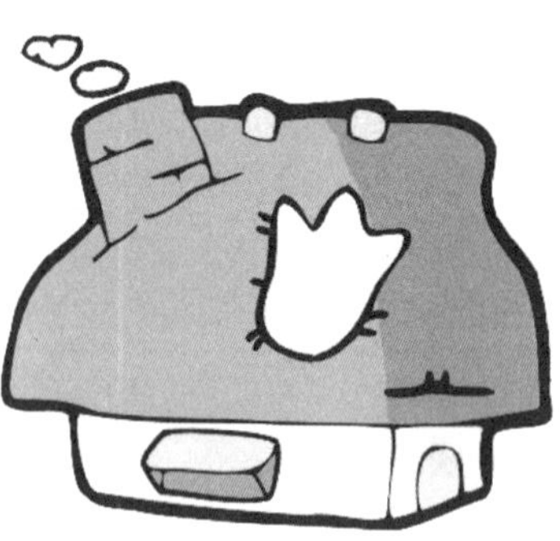

乾黃花菜經水泡發漲後，可配木耳、雞肉、豬肉等做成美味菜餚或羹湯食用，非常清香鮮美。

黃花菜的花、葉不僅能美化環境，而且全草均可入藥，花有安神之功，又稱為「安神菜」。《本草求真》中載「萱草味甘，而微涼，能去濕利水，除濕通淋，止渴消煩，開胸寬膈，令人平氣和無憂鬱」。煮食，可治小便赤澀，去煩熱，利濕熱，利脾膈，安五臟，輕身明目。

此外，黃花菜還有健胃、利尿、通乳、消腫等功能。現代醫家臨床用於治療肝炎、黃疸、風濕性關節炎、痢疾、大便帶血、小便不通、吐血、鼻出血和肺結核等多種疾病均有不同療效。

健腦巧吃魚

日本人是全世界平均智商最高的民族，它的平均智商為一一五，日本有百分之十的人的智商在一三〇以上，而德國人、英國人、美國人的智商達一三〇以上的只有百分之三。

日本人為什麼如此聰明呢？英國腦營養化學研究所的麥克·

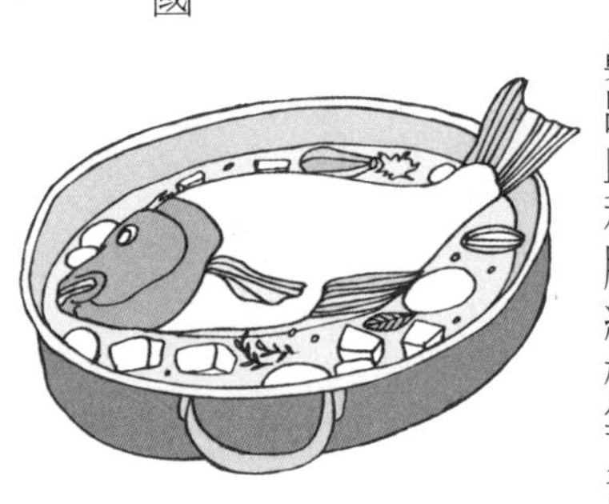

克羅夫教授經二十年研究，對此提出了一個令人震驚的觀點：「日本人的智商高，究其原因是日本人自古以來就大量吃魚，魚所含有的DHA可使人頭腦聰明。」

DHA即廿二碳六烯酸，是大腦營養必不可少的高度不飽和脂肪酸，它除了能阻止膽固醇在血管壁上的沉積、預防或減輕動脈粥樣硬化和冠心病的發生外，更重要的是DHA對大腦細胞有著極其重要的作用。它占了人腦脂肪的百分之十，對腦神經傳導和突觸的生長發育極為有利。

實驗表明，DHA攝入充分，大腦中的DHA值升高，就能活

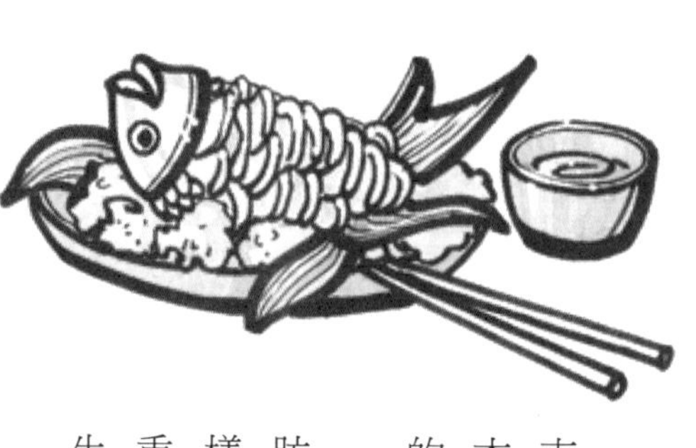

化大腦神經細胞，改善大腦功能，提高判斷能力。毫無疑問，DHA具有十分顯著的健腦益智作用，是青少年增進智力、加強記憶、提高學習能力的必需營養品，素有「補腦神品」之譽。

但科學家研究表明，DHA只存在於魚類及少數貝類中，其他食物如穀物、大豆、薯類、奶油、植物油、豬油及蔬菜、水果等幾乎都不含有DHA。因此從營養和健腦的角度來說，人們要想獲得足夠的DHA，最簡便有效的理想途徑就是——吃魚，經常吃魚。

許多人認為，既然魚含DHA較多，那麼，到市場去注意多買些魚就是了。實際上，事情並非如此簡單，因為DHA在各種魚體內的含量分佈並不完全相同，其健腦效果自然也會有所差異。

那麼，如何選用DHA豐富的水產品呢？從總體上看，海水魚中的DHA含量多於淡水魚，深海魚中的DHA通常要比沿岸和近海的魚類多。營養學家根據現有的研究分析結果，推出了一個選購DHA含量豐富的魚類次序參考表：

淡水魚——鱒魚、紅魚白、塘鱧、烏鱧（黑魚）、鱖魚、青眼鱒、鯿魚、青魚、鰱魚。這是按DHA在魚體不飽和脂肪酸中的相對含量依次排列的。

海水魚——根據DHA含量在魚肉中的百分比的大小排列如下：金槍魚、鮪魚、魚師魚、鯖魚、秋刀魚、沙丁魚、海鰻、紅鱒、鮭魚、竹莢魚、脂眼鯡魚、魚參、帶魚、鯔魚、旗魚、金眼鯛、魚君魚、鰹魚。

其中金槍魚、鮪魚、魚師魚、鯖魚、秋刀魚、沙丁魚等一百克魚肉中的DHA含量在一克以上，可謂名副其實的「DHA魚」，而金槍魚所含的DHA多達二・八七七克，脂肪酸總量達二〇・一二克，實為「魚中之冠」。營養學家還指出，有些魚的

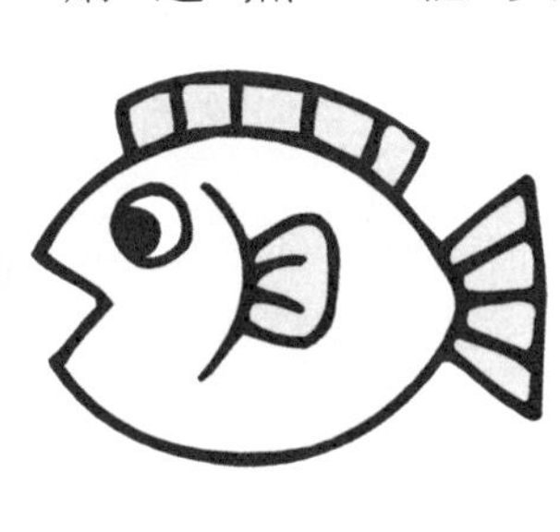

健腦益智聰明菜——豬腦枸髓湯

【材料】：豬腦一具、豬脊髓一五克、枸杞子一〇克，調料適量。

【做法】：將豬腦豬髓洗淨，放碗中，納入枸杞子、食鹽、味精、料酒、醬油等，上籠蒸熟服食。

【效用】：可補腎健腦。

魚肉中DHA含量並不高，但在魚油中卻含有豐富的DHA，尤以鮭魚、紅鱒、鱈魚、鰹魚、脂眼鯡魚、墨魚等為多。

還有一個值得關心的問題是：魚經過烹調加工後，其DHA會不會減少呢？營養學家認為，烹調方法與DHA的吸收確有關係。據日本專家對沙丁魚進行的實驗測定，無論煎、煮、烤、乾製或生吃，沙丁魚中的DHA含量都不發生變化，都可以被人體吸收，只是油炸的沙丁魚DHA的比例降低了。因此，為了更有效地利用魚類中的DHA，烹調時油炸魚法應儘量少用，以減少DHA的損失。

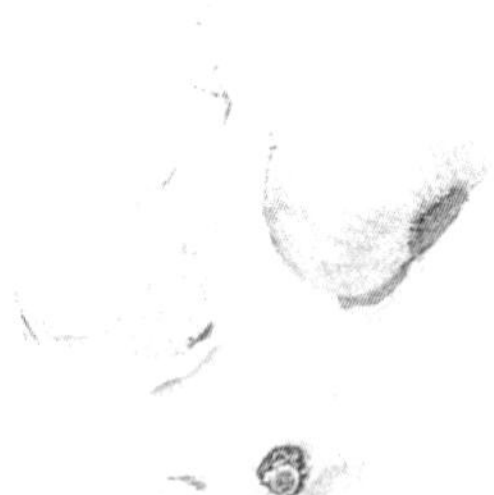

健腦常吃蔥和蒜

蔥，既是人們四季常食的調味品，又是營養豐富的應時蔬菜。蔥作為調味品是由於它含有特殊香氣的揮發油，其主要成分是蔥蒜辣素，也叫植物殺菌素。它除能促使人的消化液分泌量增加、提高食慾、增強消化功能外，還具有殺菌消炎作用。經研究還發現，經常食蔥和蒜，還具有降低血脂、血糖、血壓及補腦作用。

腦力勞動者，常因用腦過度而引起食慾欠佳、消化不良等症狀，有時甚至出現血壓升高等一系列反應，如果能事先多吃點大蔥或大蒜，則有預防上述症狀的作用。

為大腦提供能量所需的葡萄糖的轉變，需要維生素B_1的作用，研究發現，把大蒜

益智湯羹——核桃桂圓芝麻湯

【材料、做法】：核桃肉五〇〇克、桂圓肉、芝麻各一二五克共入一盆，加白糖適量，搗爛調勻裝瓶。每日早晚各取一匙以沸水沖服。

【注意】：腸滑便溏者不宜服用。

和少量維生素B_1放在一起，即可產生一種叫「蒜胺」的物質。這種物質在增強維生素B_1作用的同時，還能發揮比維生素B_1更強的作用。

大蔥中則含有一種叫「前列腺素A」的成分，若經常食蔥，堆積的前列腺素A就可起到舒張小血管、促進血液循環的作用，從而有助於防治血壓升高所致的頭暈。

國外學者也證明，常食大蔥或大蒜，會使人保持大腦靈活，甚至更活躍。

健腦食品 雞蛋

雞蛋，俗稱雞子、白果，是人們最常食用的蛋品。因其所含的營養成分全面且豐富，而被稱為「人類理想的營養庫」。營養學家則稱它為「完全蛋白質模式」。

據分析，每百克雞蛋含蛋白質一四．七克，主要為卵白蛋白和卵球蛋白，其中含有人體必需的八種氨基酸，並與人體蛋白的組成極為近似，人體對雞蛋蛋白質的吸收率可高達百分之九十八。每百克雞蛋含脂肪十一～十五克，主要集中在蛋黃裏，也極易被人體消化吸收，蛋黃中含有豐富的卵磷脂、固醇類、蛋黃素以及鈣、磷、鐵、維生素A、維生素D及B群維生素。這些成分對增進神經系統的功能大有裨益，因此，雞蛋又是較好的健腦食品。

雞蛋黃中含有較多的膽固醇，每百克可高達一七〇五毫克，因此，不少人，特別是老年人對吃雞蛋懷有戒心，怕吃雞蛋引起膽固醇增高而導致動脈粥樣硬化。

近年來科學家們研究發現，雞蛋中雖含有較多的膽固醇，但同時也含有豐富的卵磷脂。卵磷脂進入血液後，會使膽固醇和脂肪的顆粒變小，並使之保持懸浮狀態，從而阻止膽固醇和脂肪在血管壁的沉積。

益智藥粥——首烏豬腦粥

【材料】：首烏一〇克、豬腦一具，大米一〇〇克，調料適量。

【做法】：先將首烏水煎取汁，加大米煮沸後，調入搗碎之豬腦及調味品，煮至粥熟服食。

【效用】：可益腎寧心，健腦安神。首烏可養血益肝，固精益壽；豬腦可以臟補臟，以形治形；核桃聰腦益智，煮粥服食，對考生用腦過度，記憶力下降，心悸失眠等有良效。

因此，科學家們認為，對膽固醇正常的老年人，每天吃兩個雞蛋，其一百毫升血液中的膽固醇最高增加二毫克，不會造成血管硬化。但也不應多吃，吃得太多，不利胃腸的消化，造成浪費，還會增加肝、腎負擔。每人每天以吃一～二個雞蛋為宜，這樣既有利於消化吸收，又能滿足機體的需要。

補虛長智的龍眼

龍眼異名桂圓、益智，為無患子科植物龍眼的果實，原產於中國，是中國歷史上備受推崇的四大名果之一。因龍眼在八月間成熟，八月舊稱桂月，加上龍眼的形狀是圓的，故又名桂圓。

龍眼不僅形色喜人，而且具有較高的營養價值。自古被視為滋補佳品。清代著名醫學家王士雄則稱讚龍眼為「果中神品，老弱皆宜」。

龍眼性味甘，平。主要功用為「養血安神，補虛長智」。《神農本草經》說它可治「五臟邪氣、厭食，安志，除蟲毒，久服強魂魄，聰明，輕身不老，通神明」。古有治療思慮過度、勞傷心脾、健忘怔忡、虛煩不眠、自汗驚悸的「歸脾湯」，就是用龍眼肉、炒酸棗仁、炙黃芪、焙白朮以及茯神各五十克，木香、人參各二五克，炙甘草一二．五克，配製而成的。無病者食之則可補脾胃，助精神。

龍眼可鮮食，也可製成罐頭、龍眼膏、速凍龍眼或烘焙成桂圓乾等。因其果肉鮮嫩，色澤晶瑩，果汁甘美，又具有較高的滋補及營養價值，因此，是現今國際、國內市場上的暢銷果品之一。

益智藥膳——大棗蔥白湯

【材料】：大棗二十枚，蔥白十克。

【做法】：把大棗洗淨，劈開，與蔥白一起入鍋，加水煎煮，煮開十五～二十分鐘後取下，濾取湯液；每晚一次，溫熱飲服。

【效用】：大棗甘潤，善健脾益氣，養血安神，凡驚悸怔忡、健忘失眠，屬心脾兩臟元神虧損之證，多用大棗調之。蔥白為百合科植物，蔥的近根部的鱗莖，又名蔥白頭，辛溫發散，宣通上下陽氣。本方用蔥白還有一層含意，大棗質潤，滋膩，加蔥白辛散，既可使大棗發揮其補益作用，又不助濕生熱，令人中滿。本品補中益氣，養血安神，適用於心脾兩虛，心慌乏力，食少倦怠，煩悶不得眠者食用。

健腦益壽食 核桃

核桃又稱胡桃，西漢時由張騫自西域帶回後傳遍全國，其果實營養豐富而味美。據科學測定，每千克核桃仁相當於五千克雞蛋或九千克鮮牛奶的營養價值。每一百克核桃仁可產生二八〇〇千焦熱量，是同等重量糧食所產生熱量的一倍。

核桃藥用價值較高，據《本草綱目》記載，核桃味甘性平，能補氣益血，調燥化痰，溫補腎肺，定喘。經常吃核桃能滋養血脈、增進食慾、烏黑鬚髮，而且還能醫治性功能減退、神經衰弱、記憶衰退等疾患，所以民間有「常食核桃油，白髮老翁戲犛牛」之諺語。

核桃食品對各種年齡段的人都有滋補養生的功能：孕婦多吃有利胎兒的骨骼發育；兒童常吃有利於生長發育、增強記憶、保護視力；青年人常吃可使身體健美、肌膚光潤；中老年人常吃，可保心養肺、益智延壽。

核桃中含有的亞油酸、亞麻酸及多種微量元素，都是大腦組織細胞結構脂肪的良好來源。充足的亞油酸和亞麻酸能排除血管壁內新陳代謝產生的雜質，使血液淨化，

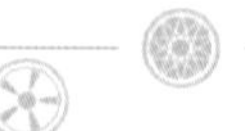
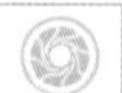

健腦益智聰明菜——核桃龍眼雞丁

【材料】：核桃仁、龍眼肉各一〇克，雞肉二五〇克，調料適量。

【做法】：將雞肉洗淨切丁，用料酒、澱粉、醬油拌勻，鍋中熱油將薑蔥爆香後，下雞丁煸炒變色，而後下胡桃仁及龍眼肉、蔥、薑、椒等，炒至熱時，加食鹽、味精調服。

【效用】：可補腎健脾，養心安神。

為大腦提供新鮮血液，從而提高大腦的生理功能。

人們若能經常攝入核桃食品，便可起到降低血液中膽固醇的作用。同時，核桃還富含鈣、磷、鐵、鉀、鎂、鋅、錳等礦物質及多種維生素，常食不僅有健腦的作用，同時還有預防高血壓、心腦血管等疾病的功效。

能益智健腦的牛奶

脂肪是兒童大腦發育不可缺少的營養物質，人體大腦細胞需要脂肪參與組成，牛奶中含有豐富的脂肪。牛奶中不飽和脂肪酸中的亞油酸、亞麻酸、花生四烯酸這三種必須的脂肪酸都可促進兒童神經系統的發育。

牛奶中的碘、鋅和卵磷脂能提高大腦的工作效率，鎂能增加神經系統耐疲勞能力。

牛奶中的錳，對人腦中中樞神經系統的工作也很重要，一旦缺錳，尤其是老年人往往會出現反應遲鈍、記憶力減退等症狀。

牛奶中含有多種維生素，如維生素B，能維持神經系統的正常機能，促進智力活動，防止多發性神經炎。尼克酸能防止兒童智力低下、語言行為混亂「進行性癡呆」症等。維生素B_6、B_{12}、葉酸都和兒童神經系統的發育有密切的關係對智力發育有益。所以，不論嬰幼兒、青少年、成年人、老年人，特別是知識份子、腦力勞動者都要堅持每天喝二五〇克以上的新鮮牛奶，使腦和神經系統更加健康、人更聰明。

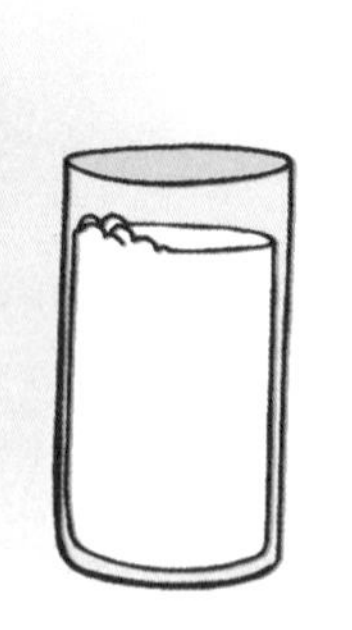

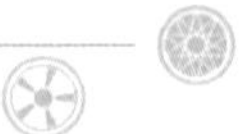
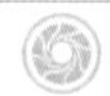

提神健脾的葡萄

葡萄，又稱草龍珠，山葫蘆，古稱蒲陶，是人們喜愛的水果之一。常食葡萄，對神經衰弱和過度疲勞均有補益作用。而葡萄酒又為一種低度飲料，含有十幾種氨基酸和豐富的維生素B_{12}和維生素P，更具有味甘、性溫、色美、善「醉」、易醒、滋補、養人等特點，經常少量飲用，有舒筋活血、開胃健脾、助消化、提神等功效。

中國歷代藥典對葡萄的利尿、清血等作用和對胃弱、痛風等病的功效均有論述。

益智湯羹——五果冰糖羹

【材料、做法】：去核紅棗五枚洗淨切碎，枸杞子一〇克洗淨，桂圓肉一五克，同入一鍋加水以文火煮片刻。再將去皮香蕉一條切丁，去皮葡萄二〇〇克，投入湯羹內拌勻，以冰糖適量調味。空腹食用。

【注意】：外熱實邪或腹瀉者少用。

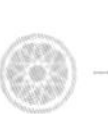
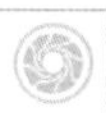

益智藥粥——龍眼肉粥

【材料、做法】：龍眼肉一五克，大棗五枚，大米一〇〇克，加清水適量同煮為粥服食，若喜好甜食者，可加白砂糖適量同煮服食。

【效用】：可養心安神，健脾補血，適用於心血不足之心悸、失眠、健忘等。龍眼肉，為中醫養心益智、健脾補血要藥，《本經》言其「主安志，治厭食，久服強魂魄，聰明益精神。」《滇南本草》言其「益血安神，長智斂汗，開胃健脾。」正如《老老恒言》言「龍眼肉粥開胃悅脾，養心益智，通神明，安五臟，其效甚大。」

如《神農本草經》載：葡萄味甘平，主筋骨濕痹，益氣，增力強志，令人肥健，耐饑，忍風寒。久食，輕身不老延年。

用葡萄汁五十毫升，以文火煎濃縮至稠黏如膏時，加蜂蜜一倍，至沸停火，冷卻後裝瓶備用。每次一湯匙，沸水沖化代茶飲。可治療熱病煩渴。如患有腦貧血、頭暈心悸者，可適量飲服葡萄酒，每日二～三次。

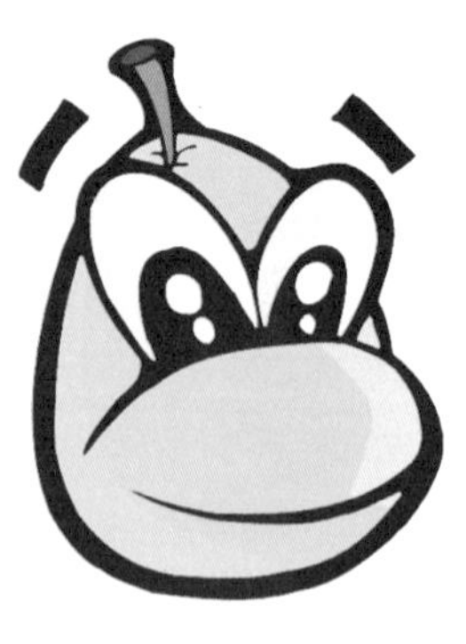

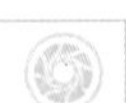

提神醒腦的茶葉

茶葉，是著名的世界三大飲料之一，被稱為「東方飲料的皇帝」。經分析，茶葉中含有咖啡鹼、單寧、茶多酚、蛋白質、碳水化合物、遊離氨基酸、葉綠素、胡蘿蔔素、芳香油、酶、維生素A原、維生素B、維生素C、維生素E、維生素P以及無機鹽、微量元素等四百多種成分。

中國是茶葉的故鄉，茶葉作為中國的特有飲料已有幾千年的歷史了。歷代「本草」類醫書在提及茶葉時均說它有止渴、清神、利尿、治咳、祛痰、明目、益思、除煩去膩、驅困輕身、消炎解毒等功效。

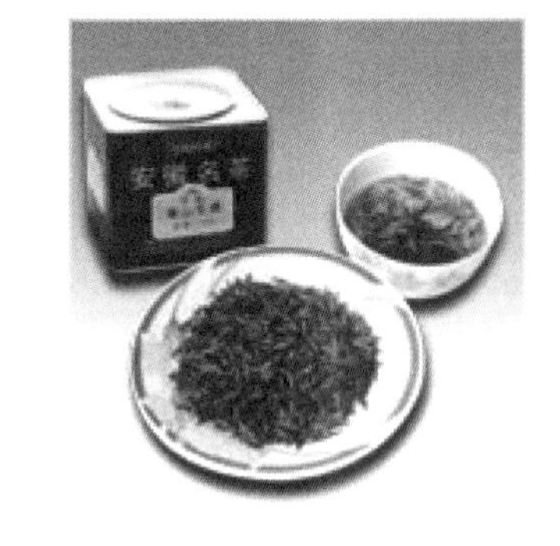

因此，每天清晨喝一杯茶，會使人精神振作，精力充沛。

茶葉還具有消脂作用，中國古代許多醫書中都提到，飲茶具有解油消食作用。如《本草備安》中說：「茶有解酒食油膩、燒炙之毒，利大小便，多飲消脂肪，去油」。所以，古代人們都把茶葉作為消食飲料。

現代醫學研究表明，飲茶幫助消化的藥理作用，主要是促進人體脂肪的代謝以及

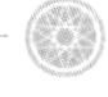

益智藥膳

【材料】：東北人參、乾地黃、甘枸杞各二十五克，淫羊藿、沙苑蒺藜、母丁香各十五克，沉香、遠志各五克，荔枝核七枚，六十度高粱白酒一千毫升。

【做法】：將藥去雜質，浸入酒中四十五天，日一次，每次十毫升，徐徐呷服。

【效用】：本方補益虛損，煥發精神，協調陰陽，適用於肝腎不足，氣血虛弱，精力衰弱，易於疲勞者，常服可使精力旺盛。

提高胃液及其它消化液的分泌量，增進食物的消化吸收。

經常飲茶還有利於降低血壓，防止動脈硬化。茶葉中含有的兒茶素和黃酮甙，具有增加微血管彈性、降低血脂以及溶解脂肪的作用，因而能防止血液中或肝臟中膽固醇和中性脂肪的積聚，對防止血管硬化有一定作用。

飲茶雖然好處很多，但也有很多禁忌，如：神經衰弱的人不宜睡前飲茶；茶葉中所含的咖啡鹼有促進胃液分泌的作

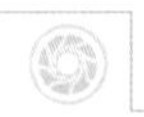

用，能增加胃酸濃度，故患有潰瘍病的人不宜飲茶；因茶葉中含有大量鞣酸，能影響人體對鐵和蛋白質等的吸收，因此，患有營養不良及缺鐵性貧血的人不宜飲茶。還有不宜空腹飲茶，不飲隔夜茶，飯後不宜立即飲茶等等。

茶葉因性苦寒，老年人喝茶時，只宜飲熱茶，不能喝涼茶，飲涼茶能傷脾胃。老年人因脾胃功能趨於衰退，故宜飲淡茶，選擇茶葉應以紅茶和花茶為宜。

益智食品 金針

金針菇又名金錢菇、樸菇、構菌。其菌蓋扁平，邊緣薄，黃褐色，表面黏滑，基部相連，呈簇生狀。幹部形似金針菜，故名金針菇。

金針菇不僅味道鮮美，而且營養豐富。據測定，每一百克乾菇中含蛋白質一七・八克、脂肪一・三克，碳水化合物三二・三克，此外還含有鈣、鐵、磷及氨基酸、粗纖維、多種維生素、胡蘿蔔素，其中賴氨酸的含量特別高。此外，金針菇含鋅量也比較高，有促進兒童智力發育和健腦的作用，被譽為「益智菇」。

中國營養學家對幼兒試驗發現，在日常飲食的基礎上，一組加食金針菇配製的飲料，另一組則不加，七週後前者臂圍、身高比後者顯著增長、且增進食慾、長得結

健腦益智聰明菜——雙耳炖豬腦

【材料】：白木耳、黑木耳各十克，豬腦一具，調料適量。
【做法】：將黑木耳、白木耳發開洗淨，豬腦洗淨同置鍋中，加雞清湯適量，文火炖至爛熟後，加入食鹽、味精、料酒、胡椒粉等調味，再煮一二分鐘服食。
【效用】：可補虛健腦。

實。可見金針菇對生長發育大有益處。

經常食用金針菇，不僅可以預防和治療肝臟病及胃、腸道潰瘍，而且也適合高血壓患者和中老人食用，因其是一種高鉀低鈉食品。

金針菇食用方法多樣，溜炒煎皆宜，可葷可素，特別適宜做湯。脾胃虛寒者金針菇不宜吃得太多。

營養健腦的蜂王漿

蜂王漿，又叫蜂乳。是工蜂咽腺分泌的一種半透明

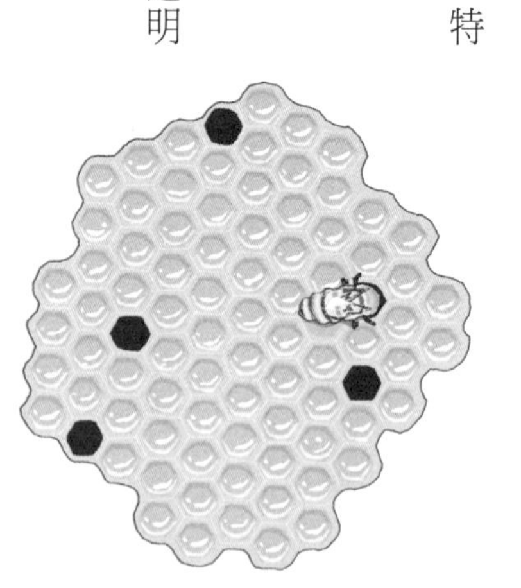

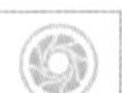

白色漿液。由於蜂王比工蜂的壽命要長十～三十六倍，所以人們最早發現的是蜂王漿具有延年益壽的作用。隨著近年來的研究發現，蜂王漿還具有多種補益作用。

蜂王漿中含有多種氨基酸、維生素、微量元素及多種酶類及激素等。所以，具有很好的促進新陳代謝、增進食慾、營養健腦、安神補血的作用，作為腦力勞動者的保健食品，非常適合。

此外，蜂王漿還有增強人體對各種致病因素的抵抗能力，具有刺激性腺，增強細胞生命力，加強組織器官的再生和修復功能，增進造血器官功能的作用，以及抑制癌細胞生長的作用。

蜂王漿還具有較好藥用功效。用於慢性冠狀動脈機能不全的患者，可擴張冠狀動

益智湯羹——蘋果香桂甜羹

【材料、做法】：蘋果、香蕉、桂圓各適量，蘋果去皮核切碎，香蕉剝皮取肉切丁，桂圓剝殼去核。共入一鍋加水煮沸，倒入適量濕澱粉攪勻，以白糖調味。早晨空腹服食，每週兩次。

【注意】：便溏者少食。

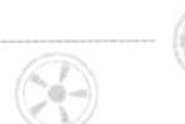
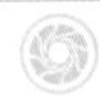

脈，增加血流量，提高血紅蛋白和血鐵含量水準。對病後體虛、小兒營養不良、神經衰弱、老年體衰、傳染性肝炎、高血壓、糖尿病、風濕性關節炎、十二指腸球部潰瘍等症，也均有療效。

智慧之果 香蕉

香蕉，古稱甘蕉。其肉質軟糯，香甜可口。傳說，佛教始祖釋迦牟尼由於吃了香蕉而獲得了智慧，因而被譽為「智慧之果」。

香蕉的營養非常豐富，每百克果肉中含蛋白質一・二克，脂肪○・五克，碳水化合物一九・五克，粗纖維○・九克，鈣九毫克，磷三一毫克，鐵○・六毫克，還含有胡蘿蔔素、硫胺素、煙酸、維生素C、維生素E及豐富的微量元素鉀等。

近年來，國外醫學專家研究發現，香蕉在人體內能幫助大腦製造一種化學成分——血清素，這種物質能刺激神經系統，給人帶來歡樂、平靜及瞌睡的信號，甚至還有鎮痛的效應。因此，香蕉又被稱為「快樂食品」。

美國醫學專家研究發現，常吃香蕉可防止高血壓，因為香蕉可提供較多的能降低

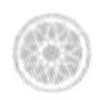
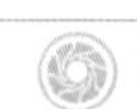

血壓的鉀離子，有抵制鈉離子升壓及損壞血管的作用。他們還認為，人如缺乏鉀元素，就會發生頭暈、全身無力和心率失常。又因香蕉中含有多種營養物質，而含鈉量低，且不含膽固醇，食後既能供給人體各種營養素，又不會使人發胖。因此，常食香蕉不僅有益於大腦，預防神經疲勞，還有潤肺止咳、防止便秘的作用。

香蕉味甘性寒，具有較高的藥用價值。主要功用是清腸胃，治便秘，並有清熱潤肺、止煩渴、填精髓、解酒毒等功效。

由於香蕉性寒，故脾胃虛寒、胃痛、腹瀉者應少食，胃酸過多者最好不吃。

益智藥膳

【材料】：遠志、熟地黃、菟絲子、五味子各十八克，石菖蒲、川芎各十二克，地骨皮二十四克，白酒六百毫升。

【做法】：將藥浸入酒中，七天後過濾，去渣取汁，倒入玻璃瓶中，密蓋，勿使氣泄；每次十毫升，早、晚各一次，二十天服完一劑。

【效用】：本方健腦益智，聰明耳目，安神定志，適用於健忘，心悸失眠，腰膝酸軟等症。

巧為孩子補鐵

嬰幼兒時期是孩子生長發育最快的時期，血容量增加很快，鐵質需要量相對較多。新生兒從母體帶來的鐵可以保證孩子四～六個月的使用，出生後六個月內的嬰兒如果有足量的母乳餵養，一般不會發生缺鐵性貧血，但若母乳量不足，以牛奶餵養為主，則因牛奶中鐵的含量比母乳要低，且牛奶中鐵的吸收率也較母乳低，故易發生缺鐵性貧血，早產兒更易發生本病。

●孩子患了缺鐵性貧血看症狀

面色蒼黃或蒼白，皮膚蒼白，口唇黏膜及眼瞼色淡，頭髮稀黃，食慾不振，精神弱，不愛活動，易疲勞等，血色素低於正常指標。抗病能力差，容易感染其他疾病，甚至影響到智力和學習。

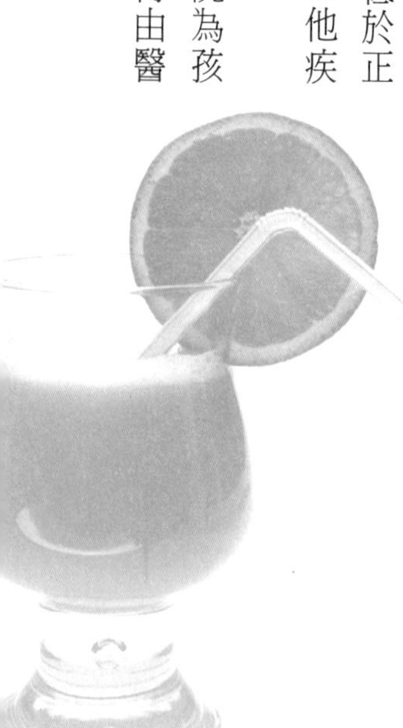

判斷孩子是否缺鐵，可以去醫院為孩子檢測血色素，獲得確切的資料，再由醫

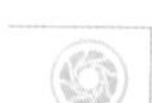

生判斷孩子是否應該用補鐵劑進行補鐵。

孩子體內缺鐵巧預防

胎兒體內的鐵質來源於母體，如果孕期補鐵不足，不僅影響胎兒的健康，還會使媽媽們出現缺鐵的症狀，所以，孕婦應食用含鐵量豐富，易於吸收的食品。堅持母乳餵養，若母乳不足，牛乳要煮沸後餵食，出生四個月以內，勿過早添加澱粉類食物，以免影響鐵的吸收。

按時添加含鐵的輔助食品，兩個月起加餵鮮橙汁或鮮橘汁、鮮菜水等含維生素C的流質食物，以利於鐵的吸收。四～五個月加餵蛋黃、魚泥、禽血等食物。七個月加餵肝泥、肉末、血類、紅棗泥等食物。此外，早產兒從兩個月起、足月兒從四個月起可在醫生指導下補充鐵劑，以加強預防。

採用鐵鍋、鐵鏟燒菜，不要用鋁鍋，因鋁會阻止人體對鐵的吸收。

有很多年輕的父母濫給孩子補鐵，誤以為補鐵食品和藥劑都是營養品，不管孩子是否缺鐵，吃了都有好處。其實，鐵和其他微量元素一樣，在人體內都有一定的含量和比例。如果濫給孩子補充鐵會造成不良的後果。治療小孩營養性缺鐵性貧血，需要口服鐵劑的話，待血紅蛋白正常後一～兩個月即可停藥。

益智藥膳——桑椹蜂蜜湯

【材料、做法】：鮮桑椹一百克，洗淨絞汁放小鍋內，取文火熬濃，徐徐調入蜂蜜二十五克，冷卻後裝瓶。每日早晚各取一匙，用沸水沖湯服。

【注意】：胃寒便溏腹瀉者不宜用。

補鐵食物巧選擇

動物肝臟：肝臟富含各種營養素，是預防缺鐵性貧血的首選食品。每一百克豬肝含鐵二五毫克，而且也較容易被人體吸收。肝臟可加工成各種形式的兒童食品，如肝泥就便於嬰兒食用。

各種瘦肉：雖然瘦肉裏含鐵量不太高，但鐵的利用率卻與豬肝差不多，而且購買、加工容易，小孩也喜歡吃。

雞蛋黃：每一百克雞蛋黃含鐵七毫克，儘管鐵吸收率只有百分之三，但雞蛋原料易得，食用保存方便，而且還富含其他營養素，所以不失為一種較好的補鐵食品。

動物血液：豬血、雞血、鴨血等動物血液裏鐵的利用率為百分之十二，如果注意

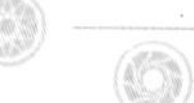

清潔衛生，加工成血豆腐，對於預防兒童缺鐵性貧血，倒是一種價廉方便的食品。

黃豆及其製品：每一百克的黃豆及黃豆粉中含鐵十一毫克，人體吸收率為百分之七，遠較米、麵中的鐵吸收率高。

芝麻醬：芝麻醬富含各種營養素，是一種極好的嬰幼兒營養食品。每一百克芝麻醬含鐵五八毫克，同時還含有豐富的鈣、磷、蛋白質和脂肪，添加在嬰幼兒食品中，深受孩子歡迎。

綠葉蔬菜：雖然植物性食品中鐵的吸收率不高，但兒童每天都要吃它，所以，蔬菜也是補充鐵的一個來源。

木耳和蘑菇：鐵的含量很高，尤其是木耳，自古以來，人們就把它作為補血佳品。此外，海帶、紫菜等水產品也是較好的預防和治療兒童缺鐵性貧血的食品。

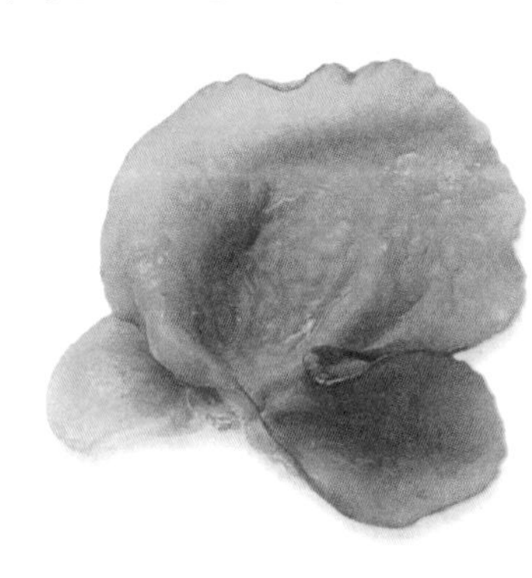

考生三餐巧安排

聯考期間，已進夏季，在氣候炎熱的條件下，人們出汗多，不但損耗大量體液，還消耗體內各種營養物質，尤其是無機鹽類，如不及時補充，可發生體液失調，代謝紊亂；同時，天熱影響脾胃，減少胃液分泌，降低了消化能力，加上睡眠不足，損耗津液，從而大大地減弱了食慾。因此，在飲食上應以清補、健脾、祛暑化濕為原則，這樣就可以補充機體的消耗，提高考試效率。

早餐

早餐應吃好，切不可空腹，否則容易發生低血糖量厥現象。吃好早餐可充足供給大腦必需的能量，對保持旺盛的精力和較好的考試狀態具有重要作用。應多吃一些補腦的食物，如魚類、豆製品、瘦肉、雞蛋、牛奶以及新鮮蔬菜、瓜果等，少吃肥肉、油炸食品等。不要暴飲暴食，以免加重胃腸負擔，否則不但對健康不利，而且可使大腦靈敏度降低，影響考試成績。

早餐應該有糧食，也應有富含蛋白質的食物，乾稀搭配、主副食兼顧。主食有饅頭、包子、油餅、燒餅、豆沙包、雞蛋掛麵、雞蛋炒飯等；富含蛋白質的食物有鹹鴨蛋、火腿、豆腐絲、煮黃豆、醬豆腐、煮花生米、小蔥拌豆腐等；稀的食物有牛奶、米粥、雞蛋湯、掛麵、麥片粥等；小菜有拌胡蘿蔔絲、拌黃瓜、拌白菜絲、拌海帶絲等。

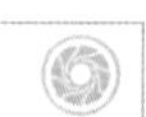

午餐

上午體內的熱量和各種營養素消耗很大，午餐應該吃飽吃好，可吃些肉類、雞蛋等含能量較高的食品，它為午後考試活動做好準備。因此，午餐應攝入充足的熱量和各種營養素。

有糧食、有肉、有菜、有豆製品，有乾有稀。主食有饅頭、芝麻醬花捲、白菜豬肉包子、紅豆包、玉米麵豆麵白麵發糕、軟米飯、麵條等；炒菜有炒豬肝、蝦皮燒油菜、肉炒芹菜、肉片柿子椒、白菜燒豆腐、肉燒萵筍、炒洋白菜、肉片燒豆角、炒胡蘿蔔絲、拌綠豆芽、酸辣白菜、肉末炒雞蛋、白菜炒海帶等；湯菜有排骨冬瓜湯、蝦皮白菜湯、骨頭白菜湯、紫菜湯等；粥類有小米粥、大米粥、玉米麵粥、綠豆粥、蓮子粥、山楂粥、絲瓜粥等。

晚餐

與休息時間遲早有關，即使是睡眠較遲，也不該吃過多的食物，尤其是不應該吃油膩不可消化的食物，以免導致消化不良，影響考試。晚餐還不可吃得過飽。科學家研究發現，吃得過飽後大腦中有一種叫「纖維芽細胞生長因數」的物質，會明顯增

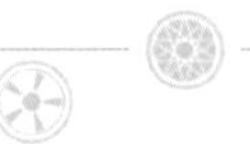
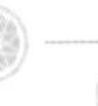
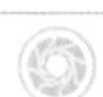

健腦益智聰明菜——錦繡蛋絲

【材料】：雞蛋二五〇克、青椒五〇克、乾香菇五克、胡蘿蔔五〇，精製油、鹽、味素、水澱粉、麻油適量。

【做法】：將雞蛋的蛋清、蛋黃分別打入二個盛器內，打散後加入少許水澱粉打勻（不可打起泡），分別放入塗油的方盤中，入鍋隔水蒸熟（請用中小火，大火會起孔變老）；冷卻後取出，分別改刀成蛋白絲和蛋黃絲；香菇用溫水浸泡變軟；青椒洗淨挖去籽，胡蘿蔔洗淨，分別改刀成絲；炒鍋中加入油，放入胡蘿蔔絲、香菇絲、青椒絲，煸炒至熟，再放入蛋白絲和蛋黃絲；加入鹽、味素、翻炒均勻，淋入麻油即可。

加，會使大腦節奏減慢，效率降低。

另外，三餐之間可以加吃水果，如西瓜、香蕉等；在飲料上可選擇橙汁、蘋果汁、檸檬汁、番茄汁、葡萄汁、鳳梨汁等，特別是新鮮的原汁，更富含多種維生素、醣類以及礦物質。由於天熱，不要過食冷飲，以免造成胃腸消化吸收功能紊亂。其他如汽水、冰水等，也應少飲，以免影響食慾。

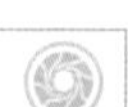

聯考這三天還要特別注意飲食衛生，生吃瓜果要用開水燙洗或消毒；做涼拌菜時，調料中應加醋加蒜泥，既可殺菌又能增進食慾。

大考前巧選健腦食品

臨近大考，孩子們用腦的程度比平時要強得多，是高強度的腦力勞動，大腦能量的消耗自然也就大得多，這使得考生對各類營養的需求量明顯增加，倘若不及時、充足地補給，那大腦的功能就會受到影響，出現學習效率低，記憶力下降，注意力不集中，失眠，頭暈頭痛等症狀，甚則神經衰弱無法學習，這樣必然影響孩子的應試能力，考不出好成績來。在此介紹一些考前健腦的食品：

●蛋類

如鵪鶉蛋、雞蛋，含有豐富的蛋白質、卵磷脂、維生素和鈣、磷、鐵等，是大腦新陳代謝不可缺少的物質，還含有較多的乙酰膽鹼是大腦完成記憶所必需的。

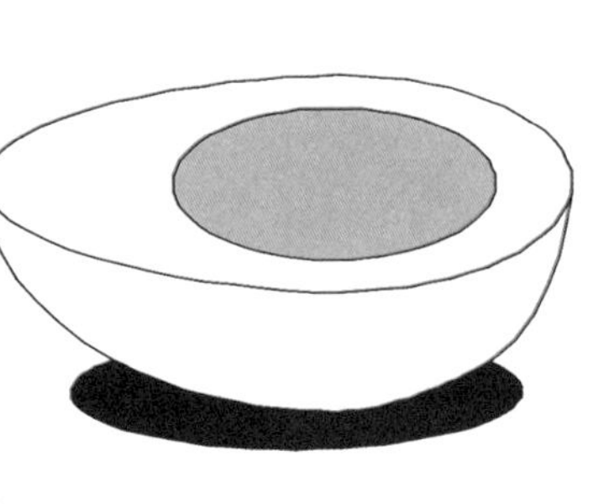

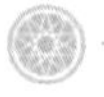
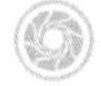

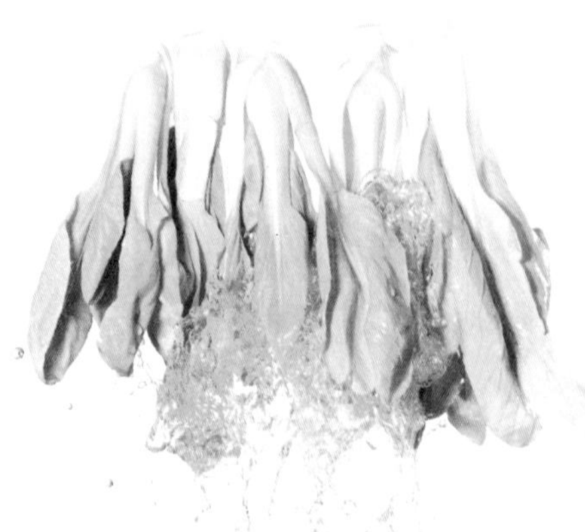

●動物的肝、腎臟

動物的肝、腎臟是富含紅細胞的重要組成成分的鐵質，紅細胞可為大腦運送充足氧氣，就能有效地提高大腦的工作效率。

●魚類

可為大腦提供豐富的蛋白質、不飽和脂肪酸和鈣、磷、維生素B_1、維生素B_2等，它們均是構成腦細胞及提高其活力的重要物質。其中又以魚腦為最佳。因為魚腦中的魚油含有兩種不飽和脂肪酸：二十碳五烯酸（EPA）和二十二碳六烯酸（DHA）這兩種物質，也就是所謂「腦黃金」。

●大豆和豆製品

含有約百分之四十的優質蛋白質，可與雞蛋、牛奶媲美。同時，它們還含有較多的卵磷脂、鈣、鐵、維生素B_1、維生素B_2等，是理想的健腦食品。

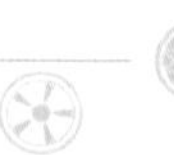
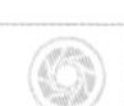

●小米

含有較豐富的蛋白質、脂肪、鈣、鐵、等營養成分，有健腦主將之稱。小米還有能防治神經衰弱的功效。

●乾果類食品

包括花生、核桃、葵花籽、芝麻、松子、榛子等，包含有大量的蛋白質、不飽和脂肪酸、卵磷脂、無機鹽和維生素，對改善腦營養供給很有益處。

尤其是核桃和芝麻，中醫認為，這兩種物質有「補五臟，益氣力，強筋骨，健腦髓」的作用，對消除神經的緊張狀態、消除大腦疲勞效果很好。

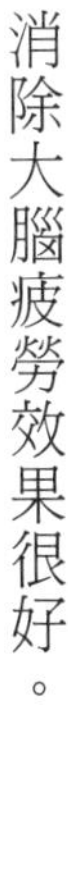

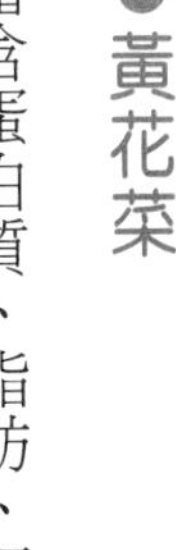

●黃花菜

富含蛋白質、脂肪、鈣、鐵、維生素B_1，均為大腦代謝所需要的物質，因此，它被人們稱為「健腦菜」。

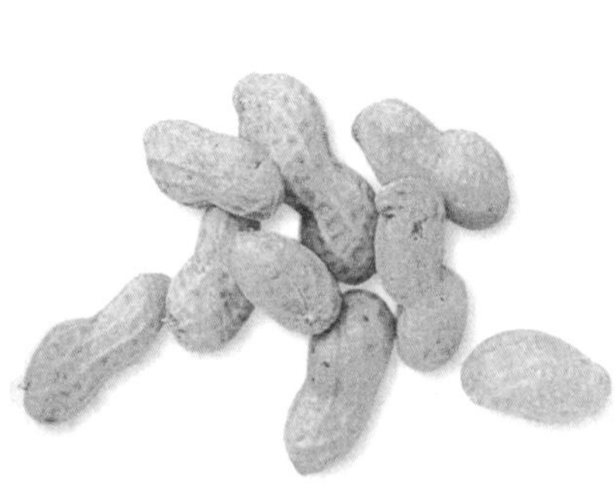

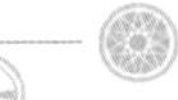

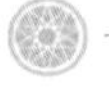

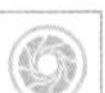

●滋補食品

腦力勞動後神經興奮易致失眠，用桂圓（龍眼）肉煮湯喝，可起到安神和安眠的作用；紅棗有養胃健脾，益血壯神的功效，還能安神和解除抑鬱；蜂蜜中有腦細胞所需的能源葡萄糖及果糖，而蜂王漿更是人體滋補佳品，經常飲用可提神補腦，增強腦細胞活力。

●蔬菜水果

胡蘿蔔能提高記憶力，因為胡蘿蔔能加快大腦的新陳代謝作用。

白菜能減少人的緊張情緒，使學習變得輕鬆。

辣椒越辣越好，它的味道能刺激人體內的追求成功的激素。

草莓味美，而且能消除緊張情緒，草莓裏的果膠能讓人產生舒適感，每天最少吃一五〇克草莓才能達到預期目的。

生薑能使人的思路開闊，這主要是它所含的薑辣素和揮發油的作用，它能使血液得到稀釋，流動更加暢通，向大腦供應更多的氧。

洋蔥頭可以消除過度緊張和心理疲勞，可以稀釋血液，從而改善大腦氧的供應狀

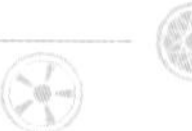
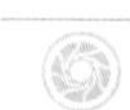

益智湯羹——蓮子百合瘦肉湯

【材料、做法】：豬瘦肉二五〇克，洗淨切小塊，洗淨的蓮子、百合瓣各五十克，共入一鍋加水，投入黃酒、薑、鹽各少許，煮至肉爛、蓮子酥。空腹服食。

【注意】：風寒痰咳者少用。

況，每天最少吃半個洋蔥頭，便會起到這種作用。

鳳梨富含維生素C和重要的微量元素錳，對提高人的記憶力有幫助。

檸檬可提高人的接受能力，因此，在上外語課之前最好喝一杯檸檬汁。

香蕉可向大腦提供重要的物質酪氨酸，而酪氨酸可使人精力充沛、注意力集中，並能提高人的創造能力，香蕉中還含有可使神經「堅強」的色氨酸，有了色氨酸，任何壓力都無法使您失去平衡，色氨酸還能形成一種叫做「滿足激素」的血清素，它能使人感受到幸福、開朗，預防抑鬱症的發生。

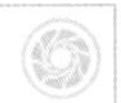

大考之前巧吃食

●考前食譜忌大變

考生考前飲食不要因大考臨近而刻意改變，在臨考前的一段時間及考試期間，飲食量都不要比平時增加太多，尤其考試期間飲食不要做太大的變動，應和平時保持一致。

●飲食最忌減主食

考生的飲食要保證主食的攝入量，以前人們總是認為主食可有可無，只要多吃些魚類、肉類的食物即可，其實這些食物只能補充人體所需的蛋白質，而大腦思維主要依靠的是葡萄糖，只有主食才能轉化為葡萄糖，這就需要每天要攝取一定量的主食。不吃主食的人不僅會有饑餓感，而且還會影響到大腦的思維能力。

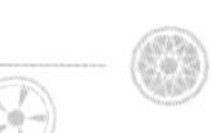
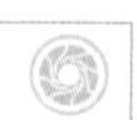

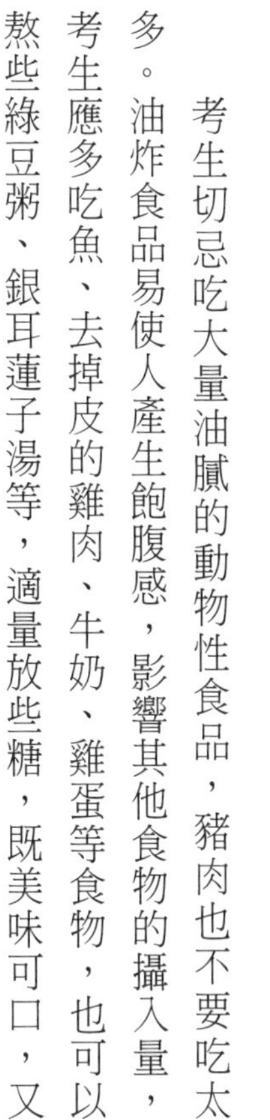

●吃雞忌吃皮

考生切忌吃大量油膩的動物性食品，豬肉也不要吃太多。油炸食品易使人產生飽腹感，影響其他食物的攝入量，考生應多吃魚、去掉皮的雞肉、牛奶、雞蛋等食物，也可以熬些綠豆粥、銀耳蓮子湯等，適量放些糖，既美味可口，又清熱祛暑。

益智藥粥——桑仁粥

【材料、做法】：桑仁三十克（鮮者六十克），糯米六十克，冰糖少許，加清水適量同煮為稀粥服食。

【效用】：可滋補肝腎，養血明目，適用於肝腎虧虛引起的頭暈目眩，視力下降，耳鳴等。桑仁也為滋補強壯，養心益智佳果，《本草綱目》言其「止產渴，利五臟，通血氣，令人聰明生精神。」《隨息居飲食譜》言其「滋肝腎，充血液，祛風濕，息虛風，清虛火，聰耳明目，安魂鎮魄。」對考生有良好的補益作用。

當人體攝取食物酸鹼平衡時，大腦處於最佳功能狀態；當酸性或鹼性過高時，大腦功能就會衰退。因此，考生的日常飲食中應注意營養均衡，切不可偏食。

●咖啡會導致尿頻

考生考前應多喝水，每天要保證一千五百～二千毫升的攝入量，切忌不能以喝飲料代替喝水，最好是白開水，礦泉水和純淨水也可以多喝些。

充足的水分可確保血液循環順暢，這樣大腦工作所需的氧才能得到及時供應。一些含糖的飲料在吃飯前最好不要吃，易產生飽腹感，不利進餐時的食量。考生考前可以喝一些茶及咖啡，但一定不能太濃，濃茶及濃咖啡都有興奮的作用，會適得其反，影響睡眠品質。考生在考試期間一定不要喝咖啡，因為咖啡因的作用會使人產生尿頻，影響考生的臨場發揮。

●零食忌選堅果類

考生可以適當吃些零食，但要記住：油膩的食物及堅果類食物，如瓜子、花生要少吃，還有甜食及奶油過多的食物要少吃。

有的考生一看書就想吃些零食，但是又怕會吃胖，為此不妨選擇吃黃瓜及水果等，

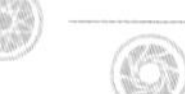

可以有效地控制食量。

●每天宜吃兩個水果

水果蔬菜含有豐富的營養素及各種維生素和礦物質，還有緩解厭食及便秘的作用。考生應保證每天吃兩個水果，約五百克左右。

另外，粗纖維的蔬菜要少吃，如果平時沒有常吃的習慣，考前一定不要突然增加。菠菜、胡蘿蔔可增強記憶力，洋蔥能改善大腦供血，幫助考生集中精神，這類食物可適當增加一些。

益智藥膳

【材料、做法】：將豬心一具洗淨，剖開，再把十克人參、十克當歸裝入豬心中。鍋內加水適量，煮豬心至熟爛時，取出，去人參、當歸；湯以食鹽調味。食豬心飲湯，每二日一次。

【效用】：本方安神定驚，補虛養心，適用於平素心血不足，神經衰弱，多汗不眠者。

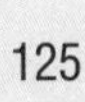
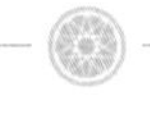

●厭食宜用「羊吃草」法

考生如果考前壓力大，產生厭食感，家長可以把每日三餐變成每日四餐、五餐，增加進餐的次數，採用「羊吃草」的吃法，在控制總量的前提下，多餐分吃，也同樣可以攝取到考生一天所需的營養量。

咖啡可提升女性腦力

位於美國的加州大學聖地牙哥分校最新完成的一項研究證實，常喝咖啡對加強女性腦部的靈活與記憶有所助益，但不幸的是對男性則不發生作用，男性多喝咖啡不會得到增強腦力的好處。

根據該校教授針對南加州柏Rancho Bernando附近兩千餘戶居民所做長達三十年的追蹤研究顯示，當地長時間飲用咖啡的女性，比選擇低咖啡因或者不含低咖啡因飲料的人有較佳的記憶力。

不過，研究也發現，只有長時間維持喝咖啡習慣的女性才能夠從中獲益，少於五

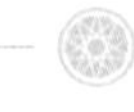
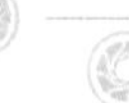

年的飲用期則缺乏明顯效果。另一方面，男性縱使長期飲用咖啡，也不會發生任何正面提升腦力的作用。

研究人員強調，並不希望這項研究的結果直接或間接鼓勵婦女喝咖啡，因為就整體而言，咖啡的缺點也不少，包括對心臟不好，也常令人夜晚難以入睡。儘管咖啡有助腦部靈活與記憶，但是，正常的生活習慣、充足的睡眠也都對腦部有相同的效果，並不一定要靠咖啡來提升腦力。

腦力勞動者的營養素

腦力勞動者一般肌肉活動少，主要從事腦力勞動。怎樣由食物營養提高大腦的勞動效率，這是每個腦力勞動者關心的問題。

科學家研究發現，人腦的重量雖然只占人體重量的百分之二左右，但大腦消耗的能量卻占全身消耗能量的百分之二十。人體消耗的能量主要由膳食中的糖、脂肪和蛋白質提供。但人腦在利用能源物質上與其他器官不足，它主要依靠血液中的葡萄糖（血糖）氧化供給能量。

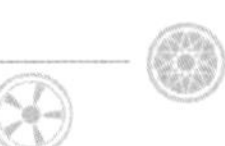

健腦益智聰明菜——乾果雞丁

【材料】：雞肉二五〇克、腰果五十克、青豆五十克、胡蘿蔔五十克、蛋一個，精製油、鹽、黃酒、雞精和水澱粉適量。

【做法】：雞肉洗淨，切小丁，用少許鹽、蛋清和澱粉拌勻上漿後待用，胡蘿蔔切小丁，青豆洗淨待用。乾淨炒鍋內放入適量精製油，將腰果炒至色澤變黃，取出；放入雞丁輕輕撥散，加熱至熟取出；炒鍋中留少許油，放入胡蘿蔔丁，翻炒片刻，加入少許湯汁和雞丁，燒開後再用中小火燜燒片刻；放入鹽、黃酒、青豆、雞精略加翻炒，再放入腰果，用水澱粉勾芡，出鍋裝盤。

大腦對血糖極為敏感，人腦每天大約需用一一六～一四五克的糖，當血糖濃度降低時，腦的耗氧量也下降，輕者感到頭昏、疲倦，重者則會發生昏迷。因此，一定的血糖濃度對保證人腦複雜機能的完成是十分重要的。

蛋白質在大腦中含量最高。腦細胞在代謝過程中需要大量的蛋白質來補充更新。實驗證明，食入不同含量的蛋白質食物對大腦活動有顯著影響。增加食物中的蛋白質含量，能增強大腦皮層的興奮和抑制作用，而且蛋白質中的合氨酸還能消除腦細胞在

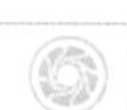

代謝中產生的氨的毒性，有保護大腦的作用。

人腦所需要的脂類主要是腦磷脂和卵磷脂（其中含有不飽和脂肪酸），它們有補腦作用，能使人精力充沛，使工作和學習的持久力增強，對神經衰弱有較好的療效。

另外，科學家研究發現，人在長期從事緊張的腦力勞動時，機體可能出現脂質代謝障礙，使血清膽固醇含量增高，引起高血脂症和肥胖症。緊張的神經活動還能增加機體對維生素C、尼克酸、B群維生素、維生素的需要量。

總而言之，腦力勞動者的營養從其工作特點及其對營養素的需要看，應以補充腦組織活動的能源，構成腦細胞的磷脂或不飽和脂肪酸以及參與調節腦細胞興奮或抑制的蛋白質、維生素A和微量元素等為重點。對輔助活動較少的，尤其是中年以上的腦力勞動者，由於熱能攝取量較少，應特別注意保證有足夠的優質蛋白質和維生素的攝入，減少純糖、純油脂食物的攝入量，增加蔬菜、水果的攝入量，科學安排一日三餐。

腦力勞動者宜選用的食物：

富含碳水化合物的食品，如大米、麵粉、小米、玉米、紅棗、桂圓、蜂蜜等。

富含優質蛋白質的食物，如蛋類、乳類、魚類、禽類、瘦

肉及大豆類。

富含不飽和脂肪酸的食物，如植物油、葵花子、南瓜子、花生、西瓜子、核桃、魚、蝦等。

富含腦磷脂的食物，如豬腦、羊腦、雞腦等。

富含卵磷脂的食物主要存在於雞蛋黃、鴨蛋黃、鵪鶉蛋黃、大豆及其製品中。

富含維生素A的食物，如動物肝臟、乳類、蛋類及胡蘿蔔、韭菜、海帶和木耳中。

富含B群維生素的食物，穀類、豆類、花生、核桃、芝麻、香菇、蔬菜、蛋類、奶類、瘦豬肉、臟腑類、酵母、鱔魚等。

富含維生素C的食物，鮮棗、奇異果、柑橘、檸檬、柚子、菜花、綠葉蔬菜、辣椒、番茄等。

腦力勞動者的最佳飲食物

現在很多腦力勞動者都因為工作壓力大，感覺越來越累。腦力勞動者體力消耗不大，對熱量的需求量相對不高，不宜過

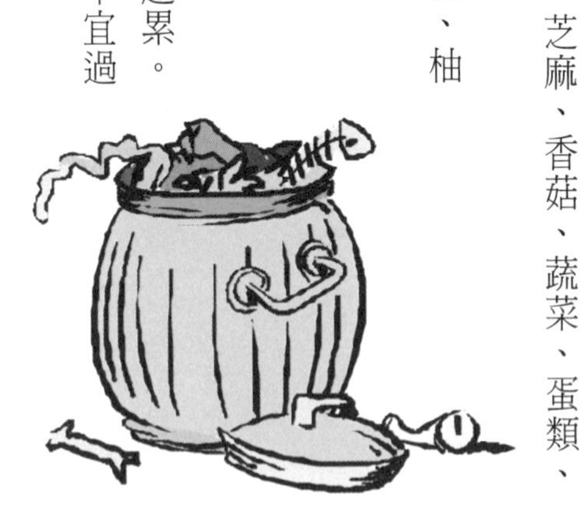

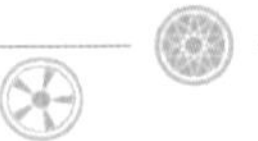
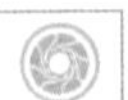

多攝入碳水化合物和脂肪，以免體重過高。

建議你每天食用下列食物：

●雞蛋

雞蛋中所含的蛋白質是天然食物中最優良的蛋白質之一，它富含人體所需要的氨基酸，而蛋黃除富含卵磷脂外，還含有豐富的鈣、磷、鐵以及維生素A、D、B等，適於腦力工作者食用。因此，每天可吃一～二個雞蛋來補充營養。

●豆類及其製品

這是自然界最好的植物蛋白來源。大豆中富含有人腦所需的優質蛋白和八種必需氨基酸，這些物質都有助於增強腦血管的機能。另外，還含有卵磷脂、豐富的維生素及其它礦物質，特別適合於腦力工作者。

更值一提的是，大豆脂肪中含有百分之八五・五的不飽和脂肪酸，其中又以亞麻酸和亞油酸含量很多，它們具有降低人體內膽固醇的作用，對中老年腦力勞動者預防和控制心腦血管疾病尤為有益。

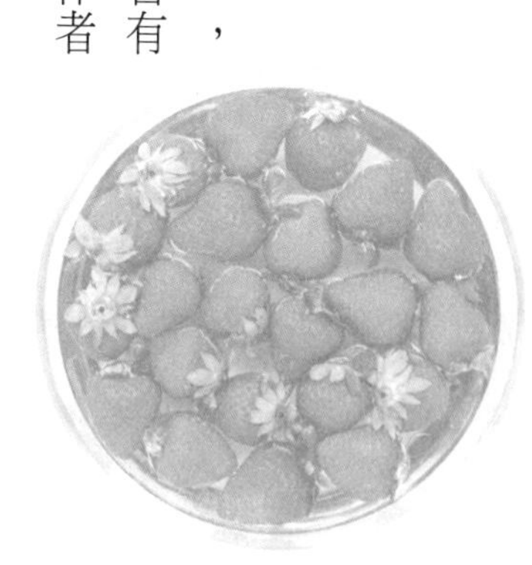

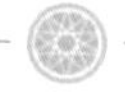

益智藥粥——人參粥

【材料、做法】：人參三克、大米一〇〇克，冰糖適量。將人參研為細末備用。先取大米煮粥，待熟時調入人參末、冰糖，再煮一二沸即成。

【效用】：可健脾益氣，適用於脾胃虧虛所致的心悸，健忘，腳軟乏力等。人參為比較珍貴的補氣藥。《本經》言其「主補五臟，明目益智」。《藥性論》言其「主補五臟不足，五勞七傷，虛損瘦弱」。煮粥服食，對考生可起到補氣強壯的作用，可有效緩解考生疲乏虛弱狀況。

動物腦髓

動物的腦都含有大量的腦磷脂和卵磷脂。其中又以魚腦髓為最佳。因為魚腦中的魚油含有兩種不飽和脂肪酸：二十碳五烯酸（ＥＰＡ）和二十二碳六烯酸（ＤＨＡ）這兩種物質，也就是所謂「腦黃金」。這些物質是人體大腦營養所必不可少的，對大腦細胞，尤其是腦神經傳導和突觸的生長發育有著極其重要的作用。

人腦中如缺少ＤＨＡ，就會影響腦功能，降低人的學習、思維、推理和判斷等能力。而經常吃魚，尤其是魚腦，可多吸收DHA，從而活化人的神經細胞，改善大腦功能。但需要注意的是，由於魚腦中膽固醇含量也較高，因而老年人，尤其是患有心腦血管疾病的人，不宜食用。

●滋補食品

腦力勞動後神經興奮易致失眠，用桂圓（龍眼）肉煮湯喝，可起到安神和安眠的作用；紅棗有養胃健脾，益血壯神的功效，還能安神和解除抑鬱；蜂蜜中有腦細胞所需的能源葡萄糖及果糖，而蜂王漿更是人體滋補佳品，經常飲用可提神補腦，增強腦細胞活力。

●水果

鳳梨中富含維生素C和重要的微量元素錳，對提高人的記憶力有幫助。

檸檬可提高人的接受能力，因此，在上外語課之前最好喝一杯檸檬汁。

香蕉可向大腦提供重要的物質酪氨酸，而酪氨酸可使人精力充沛、注意力集中，並能提高人創造能力，香蕉中還含有可使神經「堅強」的色氨酸，有了色氨酸，任何

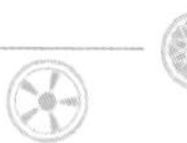

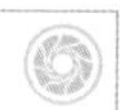

壓力都無法使您失去平衡，色氨酸還能形成一種叫做「滿足激素」的血清素，這是一種神經介質，它能使人感受到幸福、開朗，預防抑鬱症的發生。

●龍眼

「食品以荔枝為貴，滋益則以龍眼為良」。這是李時珍對龍眼和荔枝的評價。龍眼營養豐富，據分析：龍眼果肉中含有豐富的葡萄糖、蔗糖、酒石酸、蛋白質、脂肪、維生素A、B等物質。

另一方面，龍眼又是具有多種功能的藥用食物。中藥認為龍眼性溫味甘、具有益心脾、補氣血、安心神等功能，是滋補良藥，藥學古籍《神農本草經》言「龍眼安志強魄、通神。」《本草綱目》說龍眼「開胃益脾、補虛長智」，頭暈、失眠、心悸、虛羸、病後或產後體虛都是龍眼的主治範圍。

●紅棗

紅棗的營養價值很高，在中國素有木本糧食之稱，不僅可以調劑主食，更是補氣佳品。紅棗富含葡萄糖、蔗糖、維

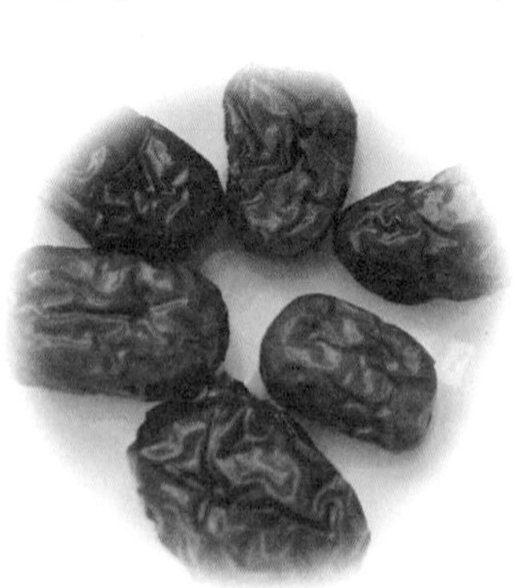

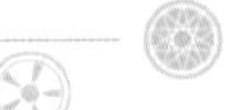
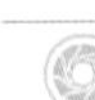

生素C、P，還含有豐富的蛋白質、微量元素和其他營養成分。

紅棗是一味地道的中藥，《神農本草經》說「棗主心腹邪氣，安中養脾，助十二經，平胃氣、通九竅、補少氣、少津液、中氣不足、大驚、四肢重，和百藥」。《本草綱目》也說「棗有潤心肺、止咳、補五臟、治虛損、除腸胃癖氣」等作用。《名醫別錄》更是明確指出棗能「補中和氣、堅志強力」。在民間，性味甘溫的棗子不但是調補脾胃、補血益肝常用的藥物，而且也是保健、養顏、美容的食物。

●芝麻

芝麻具有奇特的滋補強身，延年益壽的作用。據日本一個專門研究小組報告，從芝麻中提取出來的木聚糖類物質，對癌細胞的產生有抑制作用，並能抑制體內致衰老的過氧化物的生成。這是對芝麻強身、抗衰老作用的最新例證。

其實，早在清代，我國的《本草備要》就對芝麻強身的奇特功效作過中肯的概括，芝麻補肺氣、益肝腎、潤五臟、填精髓、堅筋骨、明耳目、耐饑渴、烏鬚髮。芝麻含有豐富的蛋白質，脂肪和機體必需的脂肪酸、亞麻酸。

此外，鈣、磷和維生素B的含量也較高，是廉價的強身健體佳品。

核桃

核桃的果仁富含脂肪（主要成分是人體必需的亞油酸）、蛋白質、碳水化合物。此外，還含有鈣、磷、鐵、鉀、鎂等多種礦物質和維生素A、B、C、E。

中醫藥學認為，核桃性味甘溫、具有補氣養血、補腎固精、溫肺通便、鎮咳化痰、潤肌烏髮、固齒補虛、強筋健骨、滋補強壯等功效，是體質虛弱和神經衰弱綜合徵進行食補的佳品。

蜂蜜

蜂蜜性味甘平，有滋養、潤燥、解毒之功效，《神農本草經》將其列為養身上品。據現代營養學分析，蜂蜜中含有百分之三十五的葡萄糖、百分之四十的果糖，含有與人體血清濃度相近的多種無機鹽，還含有多種維生素和鐵、鈣、銅、錳、磷、鉀等微量元素以及澱粉酶、氧化酶、還原酶等。

現代醫學認為，蜂蜜具有增強體質、提高免疫功能，營養心肌、保護肝臟、降低血壓、防止血管硬化及潤腸作用。

●蔥和蒜

蔥和蒜含有脂肪、蛋白質、碳水化合物、維生素A、B_1、B_2、C和尼克酸以及鈣、磷、鐵等多種營養物質，二者可促使人的消化液分泌量增加，從而提高食慾和消化功能。此外，還可抑制各種真菌、細菌和原蟲感染，具有殺菌、消炎、防治多種疾病的本領。

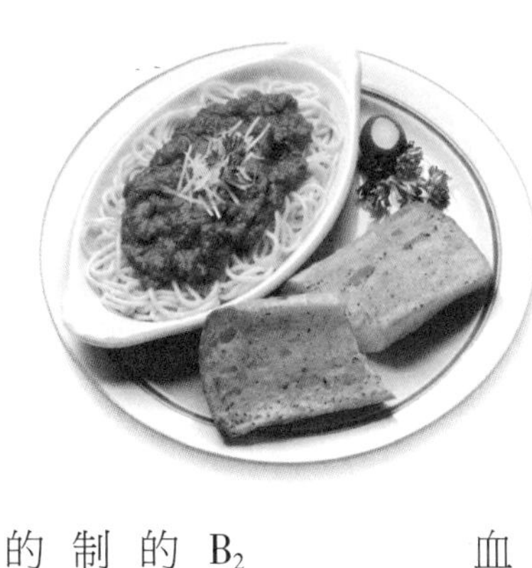

尤其是大蒜還具有一定的抗癌作用。常吃蔥和蒜不僅能降血脂、降血糖和降血壓，而且還能補腦。當然，蔥和蒜的攝入量應有適度，多吃反而有害而無益。

另外，對於腦力勞動者有那些食物應禁忌偏食呢？一般而言，腦力勞動者應禁忌偏食酸性的食物。我們知道，人們每天所吃的食物，按酸鹼性可將其分為兩大類。含有磷、氯、硫元素的食物，如大米、麵粉、魚、肉、蛋、糖、花生、啤酒等屬於酸性的食物，如蔬菜、水果、豆類、海帶、牛奶、茶等是鹼性食物。

人體在正常情況下，血液呈弱鹼性（pH值為七‧三五～七‧四五），若食用酸性食物過多，就會使血液酸性化，出現「酸中毒」，結果易使人疲勞，抵抗力降低，並

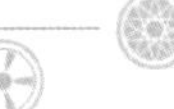

且出現便秘、齲齒、軟骨病，特別是使腦力勞動者思維能力下降、記憶力減退，發生神經衰弱綜合症。因此，腦力勞動者不能偏食酸性食物，應注意酸鹼性食物的合理搭配，盡可能多進補一些前述的大豆及其製品、動物臟腑、龍眼、紅棗、芝麻、核桃、蜂蜜等食物。

腦力勞動者一日三餐巧安排

用腦者的一日三餐如何安排？營養學家的建議是：既要能提供足夠的熱量，又要能活躍腦功能。

●早餐——低脂低糖

早餐有兩類食物不宜多吃：一類是以碳水化合物為主的食品，因含有大量澱粉和糖分，進入體內可合成更多的有鎮靜作用的血清素，致使腦細胞活力受限，無法最大限度地動員腦力，使工作和學習效率下降；另一類是蛋黃、煎炸類高脂肪食物，因攝入脂肪和膽固醇過多，消化時間長，可使血液過久地積於腹部，

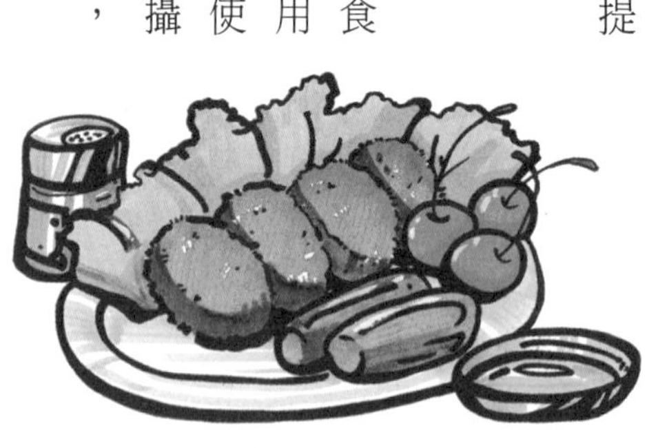

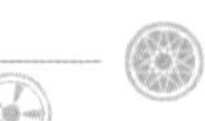
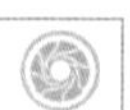

造成腦部血流量減少，因而導致腦細胞缺氧，整個上午頭腦昏昏沉沉，思維遲鈍。

腦營養學家認為，科學的早餐原則應以低脂低糖為主，選擇豬瘦肉，禽肉、蔬菜、水果或果汁、低脂奶等富含蛋白質、維生素及微量元素的食物，再補以穀物、麵食為妥。

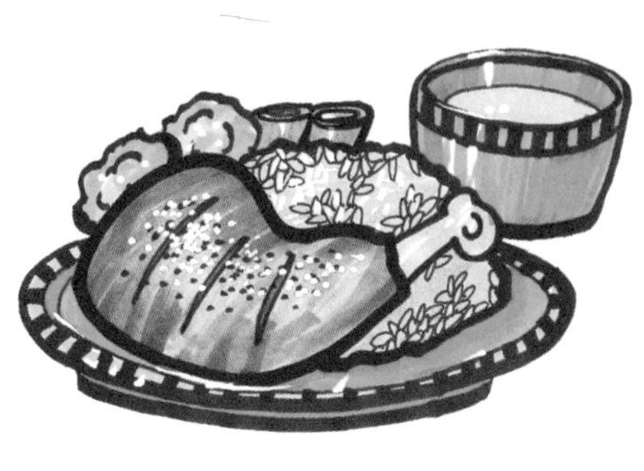

●午餐——多吃蛋白質

午餐的明智選擇是堅持以蛋白質含量高的食物為主，以碳水化合物為輔的原則。麵粉、米飯、甜食過多，下午會懨懨欲睡，打不起精神，中老年人尤甚。

據美國心理學家斯普林教授研究，四十歲以上無論男女，大量吃碳水化合物多的食物，在進餐後的四個小時之內，精力都趕不上那些以高蛋白食物為午餐的人。奧妙在於雞，鴨、魚肉等高蛋白食物富含蛋白質，並可分解出大量酪氨酸，進入腦中便轉化為使大腦興奮的多巴胺和去甲腎上腺素等化學物質，因而精力充沛。

此外，為保持較強的記憶力，腦組織極需一種叫做乙酰膽鹼的神經遞質，而乙酰膽鹼又是從膽鹼轉化而來，所以富含膽鹼的食物如肉類、禽蛋、豆製品、大米、堅果

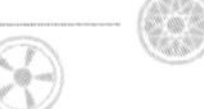
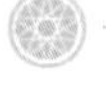

益智藥膳

【材料、做法】：取乾蓮子二五〇克，涼水浸泡，去除內心，倒入鍋內，小火炖煮至蓮子熟軟時，加入適量冰糖調味，即可取下。

【效用】：本方健脾養心，益智安神，適用於用腦過渡、健忘、失眠者服用，常服可增強腦力，聰明智慧。

等亦可推選入食譜之列。

●晚餐——高糖低蛋白

對絕大多數人來說，晚間較為閒暇，不需多大腦力，且逐漸接近睡眠時間。所以晚餐與早餐正好相反，高碳水化合物食品應列為主食，讓較多的糖分進入體內，提升腦中血清素濃度，發揮鎮靜作用，以保持心態安寧，並為入睡打下基礎。

至於富含蛋白質的食品，如禽蛋，牛肉、魚類等應加以限制。日本專家的研究報告稱，晚餐若攝入過多蛋白質，可增加體內鈣元素流失，一方面丟失大量鈣質而導致缺鈣症；另一方面升高尿中鈣濃度，沉澱而形成結石核心，引發尿路結石病。

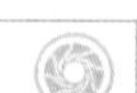

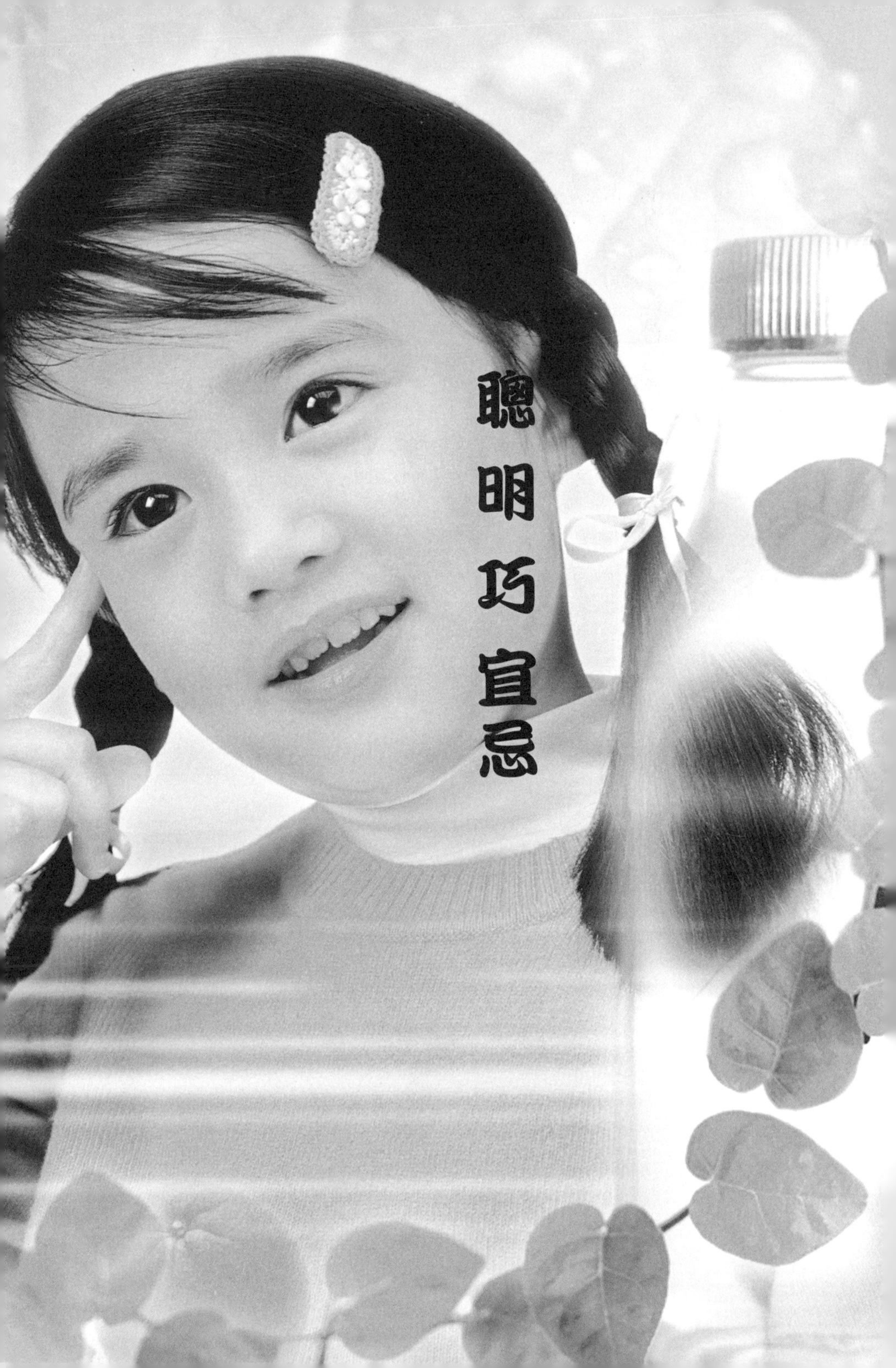
聰明巧宜忌

●宜葷素搭配

糾正不良的飲食習慣，有利兒童腦發育。有些孩子不吃或較少吃葷菜，一些父母也用成人的所謂低脂膳食標準來要求孩子，導致孩子脂肪攝入量太低。

科學家指出，脂質是大腦的重要組成部分，地位高於蛋白質，被列為腦的「第一需要」（蛋白質被列為「第二需要」）。這些物質在孩子智慧發育中尤其重要。研究發現，這些重要的健腦物質在葷類食品中含量較多，如魚肉中高達百分之三十～七十，而豬、牛、羊等畜肉中含百分之十～二十。因此，葷素搭配的食譜才能符合孩子發育的需要。

●甜食不宜過量

適量吃一些甜食，有助於孩子發育（如葡萄糖為腦細胞的重要能源），但絕非多

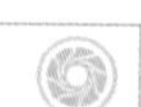

多益善。因為糖在體內的最終代謝產物為帶陰離子的酸根，酸根過多可使體液改變其弱鹼性的正常狀態，引起腦功能下降。引起如精神不振、記憶力渙散、反應遲鈍等，重者可致神經衰弱，給孩子的智力發育蒙上陰影。

●油炸類食物宜少吃

油條、油餅、油炸花生米、炸雞等油炸類食品口感好，對孩子頗有誘惑力，偶爾吃一些倒無妨，但長期大量食用則對兒童有害。

一是此類食品在製作過程中加入了含鋁的膨化劑，已有證據發現鋁在腦細胞中的沉積與老年癡呆症有關；

二是高溫煎炸可產生大量有致癌作用的多環芳烴等毒性物質；

其三，油炸類食物中含有較多的過氧化脂質，可促使腦細胞早衰。故不宜多食。

●宜少吃零食

兒童經常吃零食，會使腸胃處於緊張狀態。因消化所需，大量血液集中在胃部，致使腦部供血不足。腦細胞供血不足會導致缺氧，影響兒童學習時精力集中。

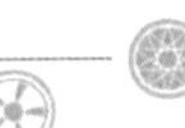

此外，零食往往又多為油炸類食品或爆米花等，前者含鋁高，後者含鉛多，都對腦細胞發育不利。故兒童應該少吃零食。

●「三高」飲食宜控制

有資料表明，兒童中孤獨症患者正呈現增多的趨勢。目前我國兒童孤獨症患者約為六十～七十萬人，其典型特徵是性情孤僻，有的表情淡漠，行為遲鈍；有的表現為嚴重的語言障礙，不願與人交往；有的則怯懦恐懼，沉默寡言；還有的表現非常敏感，情緒易激動或易動怒。

對於兒童孤獨症產生的原因，過去認為是由於腦部機能障礙及後天教育方法不當所致。但最近的研究發現，該病症的發生發展與過量食用「酸性食物」密切相關。

以「洋速食」為代表的高蛋白、高糖、高脂肪的三高食物充斥了孩子們的餐桌，而蔬菜、雜糧攝入量日益偏少。高糖、高脂肪和動物性蛋白屬酸性食物，過量食用易使體液酸化，呈現酸性體質。兒童時期正處於生長發育的關鍵階段，如果過食酸性食品，會漸進性地出現一系列徵候，如手足發涼、容易感冒、皮膚脆弱、免疫力降低等；嚴重者還可殃及大腦功能，導

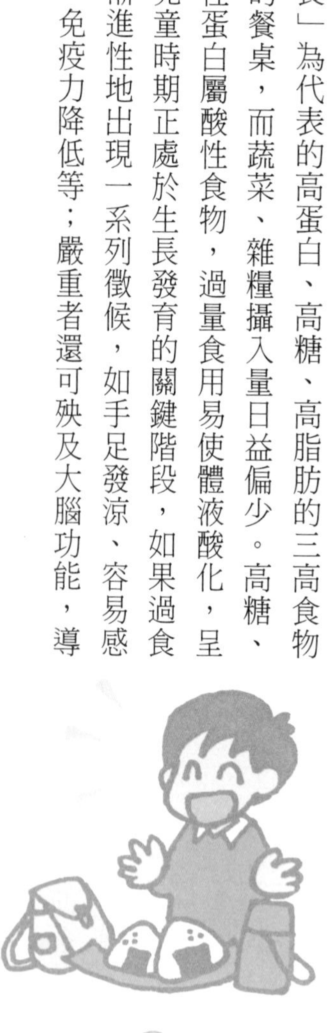

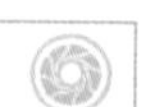

致思維功能紊亂。由此可見，「三高」飲食的過量會給兒童成長造成嚴重傷害。

●忌厭食症

兒童進食應當適量，如果三餐進食太少，甚至處於半饑餓狀態，也會傷害腦。這是澳洲墨爾本大學一個專家小組以神經性厭食症病人為對象進行深入研究得出的結論。

這些厭食者的體重較正常兒童低百分之三十，注意力、記憶力、學習和計畫能力也相應降低，大腦形態也有一定萎縮。厭食症治癒後體重雖恢復了正常，但大腦功能和形態已無法補救。厭食者不能攝取大腦所需的足夠營養素，為大腦萎縮的主要原因。因此，有厭食習慣的孩子應及時請醫生診治，及時糾正，以防阻礙智力發育。

但還有一點，僅靠吃是不夠的，孩子智力的早期開發和後天勤奮缺一不可，孩子的聰明在一定程度上是吃出來的，這一點請家長注意。

宜少吃損害大腦食品

現在兒童一般都有較好的飲食營養，但是，有關專家調查結果表明，不少孩子的大腦受到食物的損害，影響了大腦的發育，

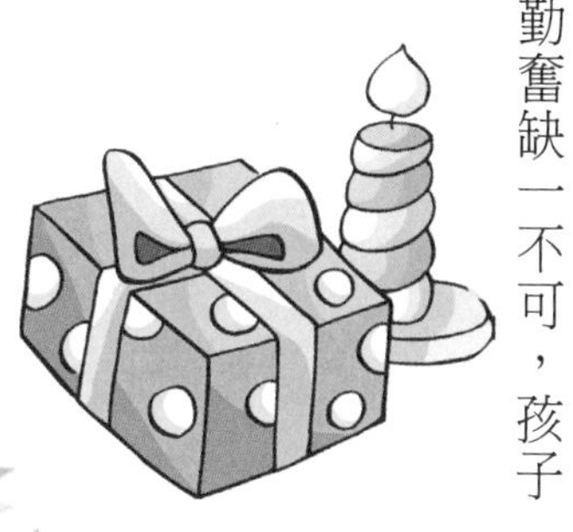

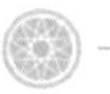

這是由於平時多吃了下列食物。

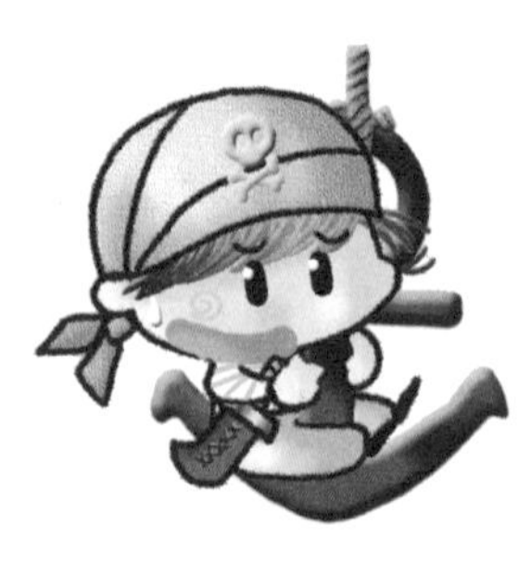

●含鉛食品

鉛是細胞的一大「殺手」，當血鉛濃度達到一五微克／一百毫升時，就會引起兒童發育遲緩和智力減退，而且年齡越小，神經受損越重。含鉛食品主要有爆米花、皮蛋、缸裝食品或飲料等。

●含鋁食品

世界衛生組織提出人體每天攝鋁量不應超過一毫克／升克體重。但是天天吃油條、粉絲、涼粉、油餅等就會造成鋁攝入過多，從而影響腦細胞功能，導致記憶力下降，思維能力遲鈍，常用鋁鍋、鋁壺的家庭應注意。

●含過氧脂質的食品

過氧脂質對人體有害，在胃腸內會破壞食物中的維生素，阻礙和干擾人體吸收蛋白質，還可使人體內某些代謝酶系統遭受損害，促使大腦早衰或癡呆。

含過氧脂質較多的食品主要有油溫達攝氏二百度以上的煎炸食品，炸過食物的油

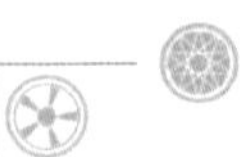
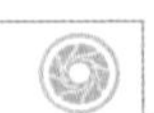

很快氧化哈喇並產生過氧脂質，長期存放的食物裏的脂肪酸哈喇也會產生過氧脂質。

含食鹽、糖精過多的食品

兒童生理需鹽量為四克／天以下，吃過鹹的食物，孩子不僅會引起高血壓、動脈硬化等症，還會損傷動脈血管，影響腦組織的血液供應，使腦細菌長期處於缺血，缺氧狀態而智力遲鈍，記憶力下降，甚至過早老化。糖精，是以苯酐為原料加工合成，僅成甜味，無任何營養價值，用量應限制，否則會損害腦、肝等組織。

影響孩子智力的飲食方式宜避免

輕視早餐

據專家研究，一般來說吃高蛋白早餐的孩子，在課堂上的最佳時間維持相對較長，而吃素食早餐或不吃早餐的孩子，思維活動明顯不如前者。長期不吃早餐的孩子，會嚴重影響其大腦的能量供應，從而導致孩子的智力下降和思維遲鈍。

用早餐還有科學講究。營養專家指出，理想的早餐，要掌握合理的就餐時間，營

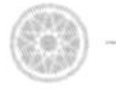
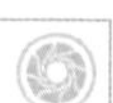

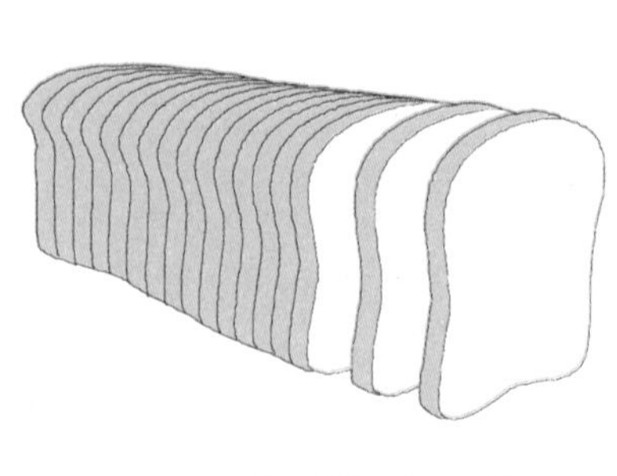

養量和主副食品的搭配。正常情況下，在起床後稍活動三十分鐘後吃早餐最為適宜，這時的食慾較好。兒童的早餐通常為一杯牛奶、一個雞蛋和一兩片麵包為最佳。牛奶可與果汁等飲料交替飲用，麵包有時也可用麵條和餅代替。

選食不當

兒童正處在生長發育時期，如果選食不當，過多地吃進了某些有害物質，則會對大腦造成危害。如有些孩子有嗜好吃油條、油餅、饅頭的習慣，這些食品在製作過程中加入了含鋁較多的添加劑（如鉀明礬、銨明礬等），經常吃，會造成記憶力下降，嚴重者可導致癡呆；人體對食鹽的生理需要量極低，兒童每天在四克以下，習慣飲食過鹹的孩子，會損傷動脈血管，影響腦組織的血液供應，使腦細胞長期處於缺血缺氧狀態，而使智力遲鈍，記憶力下降；經常吃油溫在二百℃以上煎炸類食品及長時間曝曬於陽光下的食物，如油炸花生米、蝦米、臘肉、燻魚等和過量攝入味精，以及長期用鋁鍋、鋁鏟、鋁勺等，均可影響孩子的智力發育。

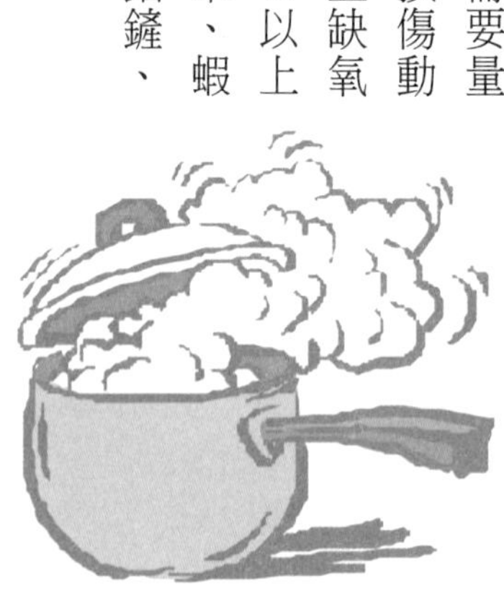

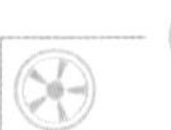
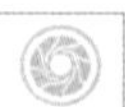

營養不良

營養不良會導致智力發展受到阻礙。尤其在大城市的兒童中，各種營養性疾病並不少見。營養性疾病並非一定是「貧窮病」，任何營養素攝入不足、過剩和代謝紊亂導致的人體功能障礙，均屬營養性疾病。

造成孩子對某些營養攝入不足的主要原因是偏食、挑食和飲食無節制，均屬飲食習慣性營養不良。如有的孩子吃飯時只吃菜不吃飯，造成熱量、碳水化合物和維生素B_1攝入不足；有的孩子只吃葷菜不吃蔬菜，造成脂肪，蛋白質過剩，營養素不全面；有的孩子喜食厚味之品，造成熱量、脂肪攝入過多；有些中小學生由於集體食堂飲食單調，沒有足夠的營養物質供應，長此以往，會導致某些營養素的缺乏而出現營養不良，進而影響智力發展。

頭髮過長

人的頭髮所需營養，全部來自頭部，而在一般情況下，人體供給腦部的營養是有限的。因此，如果頭髮過長，所消耗的營養勢必過多，腦部便會出現營養危機，大腦正常活動將受到影響，自然波及智力的發展。所以，有些家長以為孩子怕理髮，就不

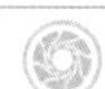

及時為其理髮，有的甚至兩三個月才理一次髮，這樣既不利於頭部的清潔衛生，又大量消耗腦部營養而影響智力發展。

●長期便秘

大便在腸道內停留時間過長，會產生有毒物質。當這些有毒物質超過肝臟解毒的承受能力時，多餘部分將透過血液循環而擴散開來，進入大腦的毒素，會毒害中樞神經，干擾大腦皮層的正常活動，導致記憶力下降。

●蛔蟲作難

中國許多地區流傳這樣的說法：「兒童兒童，十有八蟲。」英國學者近年意外地發現，蛔蟲影響兒童的智力發育。他們對牙買加一五九名九～十二歲的兒童進行測試研究後，發現蛔蟲嚴重影響兒童的短期記憶、長期記憶、回憶、聽覺和速讀功能。

兒童宜少吃的食物

孩子一般喜歡吃一些色彩鮮豔、味道鮮美的食

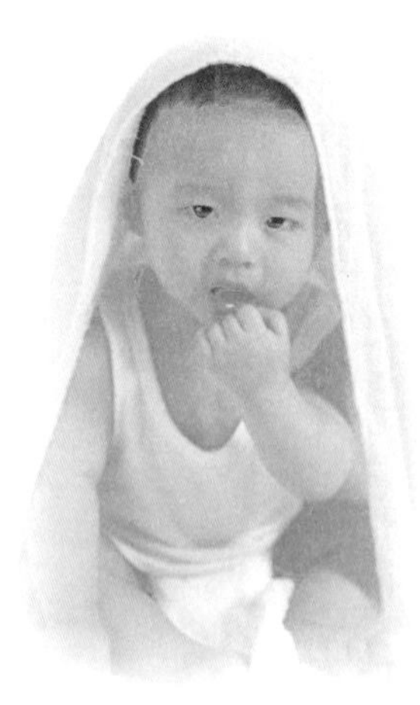

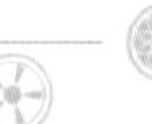

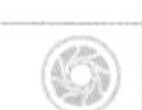

物，有些孩子還喜歡食用成人的食物和飲料；而父母則總是一味地給孩子補充一些營養性食品。醫學專家在此提醒家長，以下十一種食物兒童不宜常吃多吃，否則，有害無益。

●橘子

橘子雖然營養豐富，但含有葉紅素，吃得過多，容易產生葉紅素皮膚病、腹痛腹瀉，甚至引起骨病。故兒童吃桔子一天不宜多於中等大小的四個。

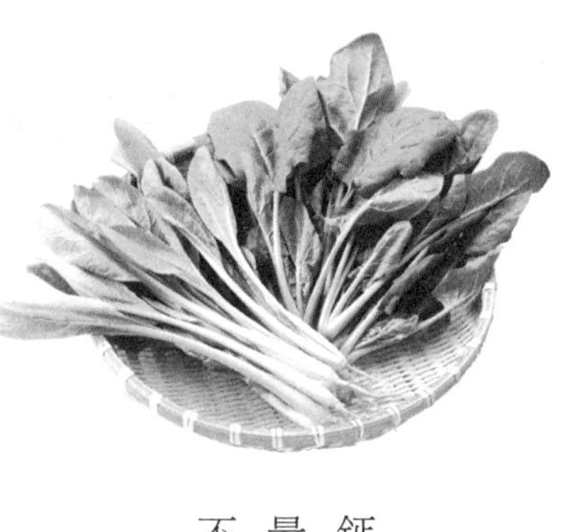

●菠菜

菠菜中含有大量草酸，草酸在人體內遇上鈣和鋅便生成草酸鈣和草酸鋅，使人體不易吸收鈣和鋅，而兒童的生長發育需要大量的鈣和鋅，如果體內缺乏鈣和鋅，不僅可導致骨骼、牙齒發育不良，而且還會影響智力發育。

●濃茶

濃茶中含有大量鞣酸，鞣酸在人體內遇鐵便生成鞣酸鐵，難

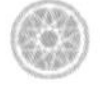

以被人體吸收，容易造成人體缺鐵。兒童缺鐵不僅會發生貧血，而且還會影響智力發育。

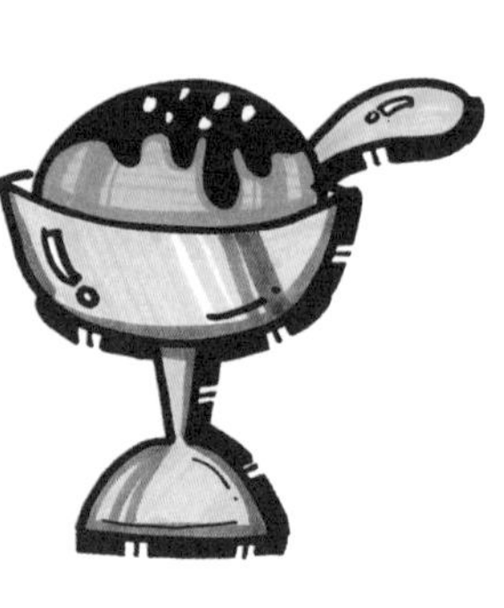

●果凍

果凍不是用水果汁加糖製成的，而是用增稠劑、香精、酸味劑、著色劑、甜味劑配製而成，這些物質對人體沒有什麼營養價值，卻有一定毒性，吃多或常吃會影響兒童的生長發育和智力健康。

●鹹魚

各種鹹魚都含有大量的二甲基亞硝酸鹽，這種物質進入人體後，會轉化為致癌性很強的二甲基亞硝胺。研究表明，在十歲前開始常吃鹹魚，成年後患癌症的危險性比一般人高三十倍。故兒童不宜常吃多吃鹹魚。

●糖精

目前，兒童食用的帶甜味的食品和飲料中很多加入了糖精。據研究表明，大量食用糖精會引起血液、心臟、肺、末梢神經疾病，損害胃、腎、膽、膀胱等臟器。因

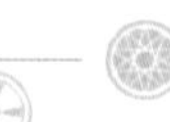
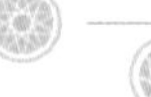

此，我國規定在病人和兒童食品中不得使用糖精。

人參

目前，市場上有不少人參食品，如人參糖果、人參麥乳精、人參奶粉、人參餅乾以及人參蜂王漿等等。人參有促進性激素分泌的作用，兒童食用人參會導致性早熟，嚴重影響身體的正常發育。

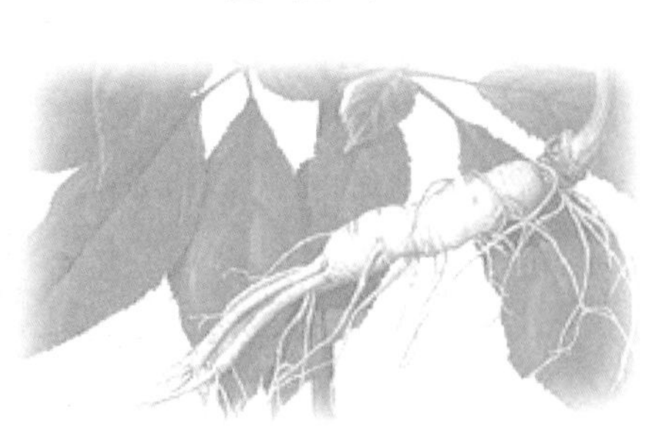

爆米花

爆米花含鉛量很高，鉛進入人體會損害神經、消化系統和造血功能。兒童對鉛解毒功能弱，常吃多吃爆米花極易發生慢性鉛中毒，造成食慾下降、腹瀉、煩躁、牙齦發紫以及生長發育不良等現象。

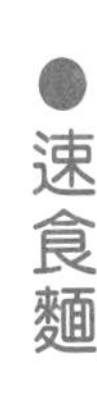

速食麵

速食麵含有對人體不利的食用色素和防腐劑等，常吃或多吃容易造成兒童營養失調、影響生長發育和身體健康。

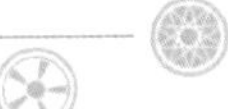

●可樂飲料

可樂飲料中含有一定量的咖啡因，咖啡因對中樞神經系統有興奮作用，對人體有潛在的危害。由於兒童各組織器官尚未發育完善，抵抗力和解毒功能弱，危害會更大一些，所以，兒童不要多喝可樂飲料。

●烤羊肉串

羊肉串等火烤、煙燻食品，在燻烤過程中會產生二〇—苯胺和三・四苯並芘等強致癌物，兒童常吃或多吃這些焦化食品，致癌物質可在體內積蓄而使成年後易發生癌症。

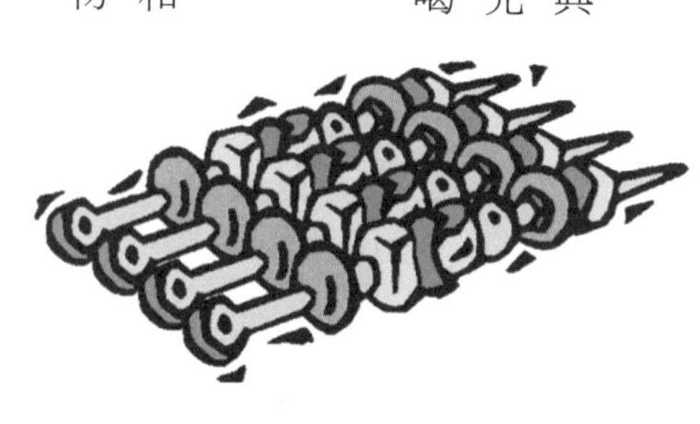

餵養嬰兒忌單用米粉

母乳不足或牛奶不夠，可加用些米粉類食品以作補充。市場上名目繁多的糕乾粉、健兒粉、米粉、奶糕等，均以大米為主料製成。

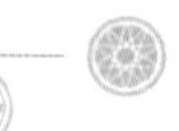
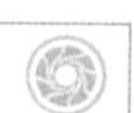

其中所含的百分之七十九的碳水化合物，百分之五・六的蛋白質，百分之五・一的脂肪及B群維生素等，不能滿足嬰兒生長發育的需要。其中所含的蛋白質無論品質還是數量均不能滿足嬰兒的需要。如只用米粉類食物代乳餵養，嬰兒就會出現蛋白質缺乏症，不僅生長發育遲緩，影響嬰兒的神經系統、血液系統和肌肉的增長，而且抵抗力低下，免疫球蛋白不足，易患疾病，且一旦患病病情常比正常兒嚴重。

長期用米粉餵養的嬰兒，身高增長緩慢，但體重相反，通常又白又胖，皮膚被攝入過多的糖類轉化成的脂肪充實得緊繃繃的。但外強中乾，常患有貧血、佝僂病，易感染支氣管炎、肺炎等疾病。

有些家長，在嬰兒期便加用米粉類食品就更為不合適。因為新生兒唾液分泌少，其中的澱粉酶尚未發育。胰澱粉酶要在嬰兒四個月左右才達成人水準，所以三個月之內的嬰兒不要加米粉類食品。

三個月以後適當餵些米粉類食品，對胰澱粉酶的分泌有促進作用，也便於唾液中的澱粉酶得到利用，產生的熱量可節約蛋白質與脂肪的消耗，也是價廉物美的食品。但不能只用米粉類餵養，即使與牛奶混合餵養嬰兒也應以牛奶為主，米粉為輔。

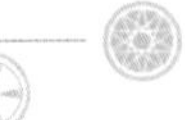
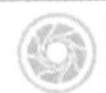

嬰幼兒吃雞蛋四忌

●嬰幼兒不宜過多吃雞蛋

因為嬰幼兒消化能力差，如果讓他們大量吃雞蛋，不但容易引起消化不良，而且由於雞蛋蛋白中含有一種抗生物素蛋白，在腸道中與生物素結合後，能阻止吸收，造成嬰兒維生素缺乏，影響他們的身體健康。

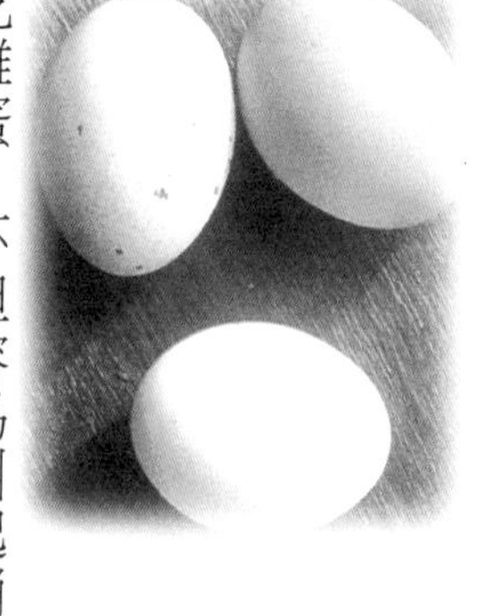

●半歲前的嬰幼兒不宜食用雞蛋清

因為他們的消化系統發育尚不完善，腸壁的通透性較高，雞蛋清中白蛋白分子較小，有時可通過腸壁而直接進人嬰兒血液，使嬰兒機體對導體蛋白分子產生過敏現象，發生濕疹、蕁痲疹等病。

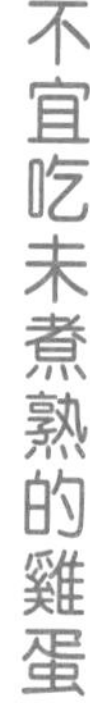

●不宜吃末煮熟的雞蛋

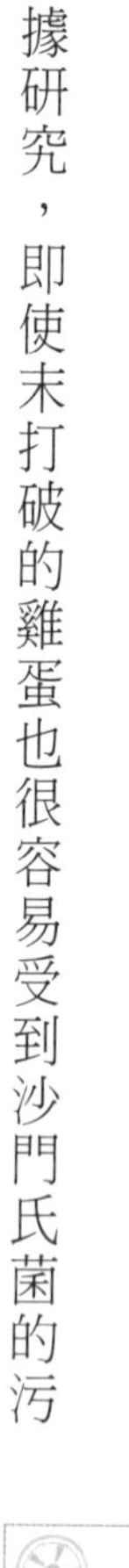

據研究，即使末打破的雞蛋也很容易受到沙門氏菌的污

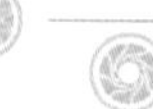
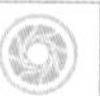
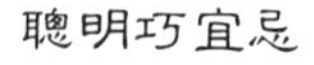

染。因而煎蛋要煎三分鐘，而煮蛋則需七分鐘，否則容易導致細菌性中毒。

●發熱病兒不宜吃雞蛋

雞蛋蛋白食後能產生「額外」熱量，使機體內熱量增加，不利於病兒康復。

嬰幼兒期宜攝入足量的鈣

我國缺鈣現象存在十分嚴重。由於種種原因，孕產婦和哺乳期婦女普遍缺鈣。專家說，一九八九年中國營養協會制定了中國人膳食中每日的營養素的補充量，孕婦與哺乳期婦女為一五〇〇mg左右。但由於中國人的飲食結構多以米麵素食為主，導致了低鈣攝入，孕婦和哺乳期婦女缺鈣問題十分嚴重。

據介紹，母體缺鈣影響胎兒和幼兒成長，主要表現在胎兒骨骼發育不良、嬰幼兒發育遲緩、出牙晚和佝僂病等一系列症狀。同時，母體缺鈣還會在孕期引起妊娠期高血壓，在產後則引起骨軟化症等。

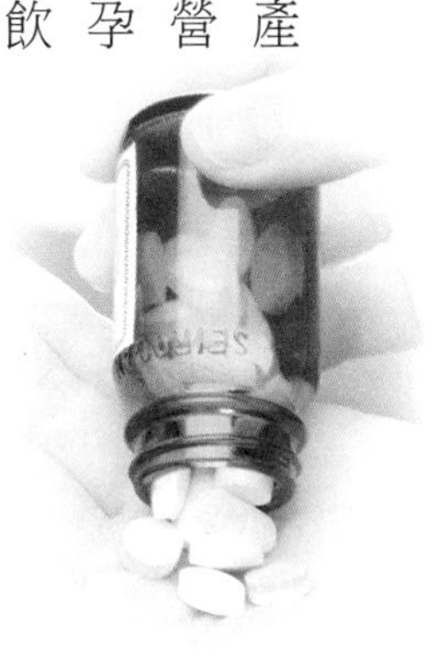

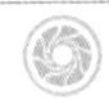

另外，中國中、老年人的缺鈣現象也不容忽視。九〇年代初，上海和北京地區的調查顯示，六十歲以上的男性骨質疏鬆症的發病率為百分之二十，而同齡女性的發病率卻高達百分之五十以上。六十歲左右的婦女約有百分之二十五因骨質疏鬆而發生骨折，七十歲以上者骨折率高達百分之五十～八十，並多發於髖部。

來自美國的研究表明，人在三十歲後，人體的舊骨流失超過新骨的形成，每年我們的骨量流失率約為百分之一。更年期婦女的骨流失達百分之二十五～四十，導致骨質疏鬆和骨折。

專家建議，只有從嬰幼兒期到成年攝取足夠的鈣，才能有助於預防和治療骨質疏鬆症。牛奶、綠色蔬菜、豆製品和乳製品是飲食中鈣元素的主要來源，但僅靠這些不能滿足人體所需，應服用一定數量的鈣片。

兒童忌多吃 新式速食

新式速食具有高蛋白、高脂肪、高碳水化合物，即「三高食品」的特點，因此兒童是不宜經常吃的。「三高食品」的最大特點是容易造成兒童的營養過剩，營養過剩的結果就

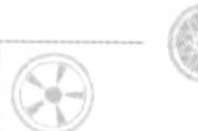
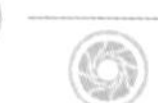

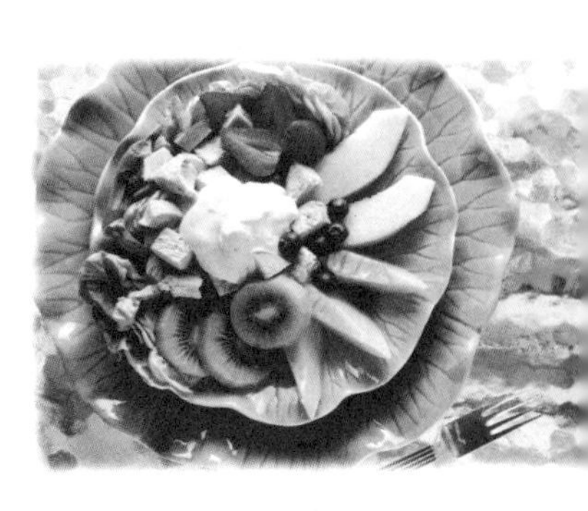

是引起兒童發胖，「三高食品」中的高脂肪、高碳水化合物是使兒童發胖的根本所在。

肥胖兒童在成年以後也容易發胖，所以有人提出，預防肥胖應該從兒童開始。肥胖會引發很多疾病，特別是心血管疾病，如高血壓、動脈硬化、冠心病、膽石病等，速食食品一般很甜，含有大量的糖分，高碳水化合物實際上就是糖分，如果人們食用過多的糖分，不僅容易發生肥胖，還容易得糖尿病。

臨床發現，糖尿病已經不光是中老年人的專利，兒童也會得糖尿病。只是沒有引起家長得足夠重視，及時檢查，及時發現。

另外，人體必需的各種維生素，大量地存在於蔬菜、水果和粗糧中。新式速食在加工製作的過程中，破壞了僅存的維生素，因此，經常吃新式速食，會引起體內維生素的缺乏。

其實，中國人的飲食習慣是很好的，以五穀雜糧為主，兼吃肉類蔬菜。而經常吃新式速食的最大害處是逐漸改變了這種良好的飲食習慣。如果從兒童開始就養成了這種飲食習慣，對其的健康是不利的。有位在我國工作的美國營養學專家說，中國人應該繼承和發揚自己優良的飲食傳統，發展食品多樣化，以保持飲食種營養的平衡。

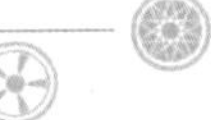

兒童忌多喝咖啡

咖啡是世界三大飲料之一，因含有神經興奮劑——咖啡因，飲後使人失去困倦感，降低疲勞，有提神醒腦的作用。但同時也因有快感而容易上癮。

大量科學研究發現，兒童常飲咖啡，可造成如下傷害：

- 常飲咖啡可引起煩躁不安，食慾下降，失眠，記憶力降低和學習不專一，甚至可能引起多動症。咖啡還會破壞兒童體內的維生素B_1，引起維生素B_1缺乏症。
- 咖啡還可能引起腸痙攣。常飲咖啡的兒童容易發生不明原因的腹痛，同時影響食慾，造成身材矮小。
- 美國科學家發現，飲咖啡者尿鈣增加一倍，即鈣的排泄量增加。久飲咖啡可影響兒童骨骼發育。

咖啡因還能破壞人類染色體。若孕婦常飲，有可能導致嬰兒畸形。此外，喝咖啡時常要加糖，這可能引發與「果汁飲料綜合徵」同樣的後果，即體格發育向兩極發

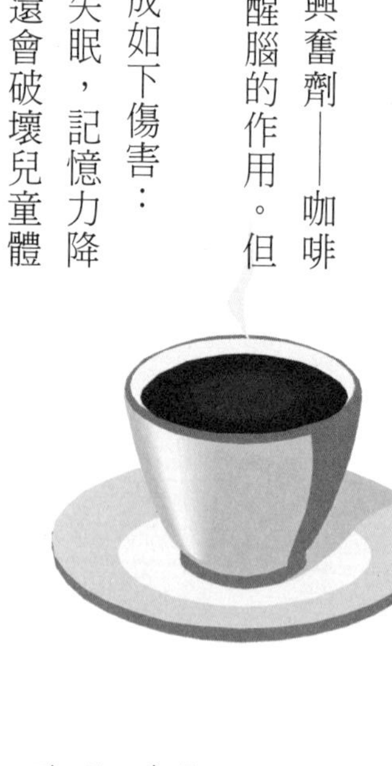

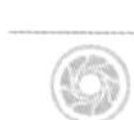

展，要嘛太胖，要嘛太瘦。

總之，為了身體健康，兒童應遠離咖啡。

兒童忌用水果代替蔬菜

蔬菜和水果，是人們日常生活中重要的食品，特別是蔬菜在膳食中佔有更重要的位置。

人體所需的各種維生素和纖維素及無機鹽，主要來源於蔬菜。維生素是維持人體組織細胞正常功能的重要物質，無機鹽對維持人體內酸鹼平衡起重要作用，纖維素雖然不能被人體吸收，但可以促進腸蠕動，有利於糞便的排出。

水果也是兒童不可缺少的食品。水果中含有人體必需的一些營養，還具有生食方便，兒童愛吃的特點。有些家長誤認為吃水果可以代替吃蔬菜，特別是對於挑食不愛吃蔬菜的孩子，更容易將水果代替蔬菜。

這種認識是不對的，一方面，只有新鮮的水果才富含維生素，而我們平時吃的水果多是經過長時間貯存的，這種水果維生素損失得很多，特別是維生素C損失最多。另一方面，任何一種食物都不能滿足人體多方面的需要，只有同時吃多種食物才能攝

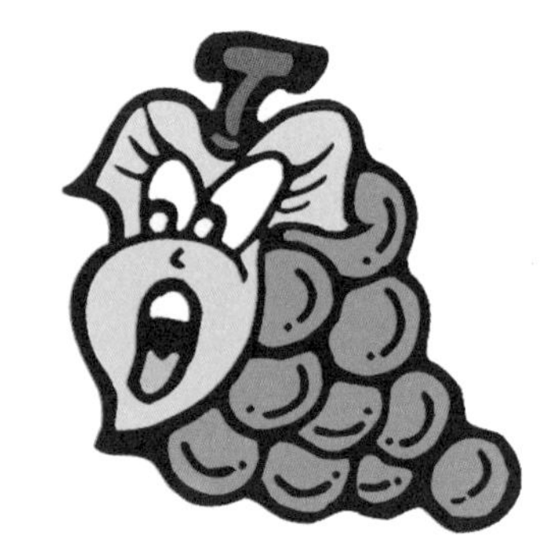

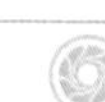

取到各種營養素，因此既要吃水果，又要吃蔬菜。

蔬菜來源豐富、品種繁多、物美價廉，兒童在一日三餐中，選用不同的蔬菜，就能得到有利於身體發育的各種營養素。因此，應培養孩子養成喜歡吃蔬菜的習慣，特別是黃綠色蔬菜。有些蔬菜如番茄、黃瓜等，在嚴格消毒下，最好生吃，以減少維生素的損失。

孩子吃膨化食品宜與忌

爸爸媽媽對雪餅、仙貝、薯條、薯片、蝦條、蝦片、雞圈、雞條、玉米脆等食品一定不陌生，這些食品色彩鮮豔、包裝醒目，廣告宣傳引人注目，贏得了孩子們的青睞。它們通常以麵粉、大米、小米、玉米、馬鈴薯、大豆等食物為原料經油炸、加熱或微波膨化等工藝處理，將原料加工成一種多孔呈膨鬆狀的食品，通稱膨化食品。

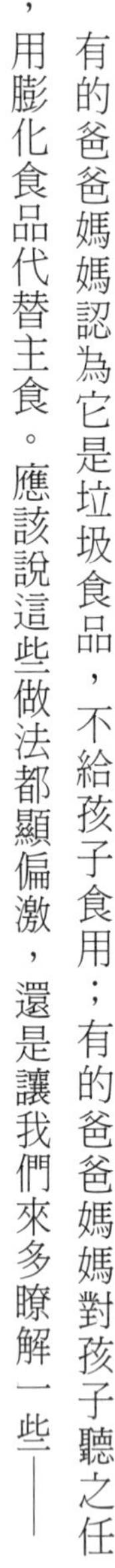

有的爸爸媽媽認為它是垃圾食品，不給孩子食用；有的爸爸媽媽對孩子聽之任之，用膨化食品代替主食。應該說這些做法都顯偏激，還是讓我們來多瞭解一些——

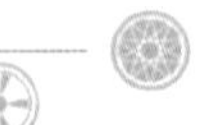
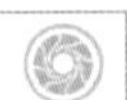

膨化食品的優點

口感好：膨化食品體輕鬆軟、色彩淺、香濃、酥脆，適合孩子的口味。

營養素損失少：膨化技術不僅改變了糧食的外形，也改變了內部的分子結構，糧食的維生素受破壞較少，如維生素B_1、B_6的含量明顯高於蒸煮後的食品。

易於消化吸收：膨化技術使澱粉徹底熟化，膨化食品內多呈多孔狀，水溶性物質增加，有利於胃腸道消化酶的滲入，提高了營養素的消化吸收率，便於孩子吸收，如大米蒸煮後蛋白質消化率為百分之七十五·三，而膨化後可提高到百分之八十三·八。

易於貯存：膨化食品經高溫高壓處理後，可起到消毒殺菌的作用，並且減少了水分，限制了黴菌的滋生，密封後可長期貯存，不易變質。

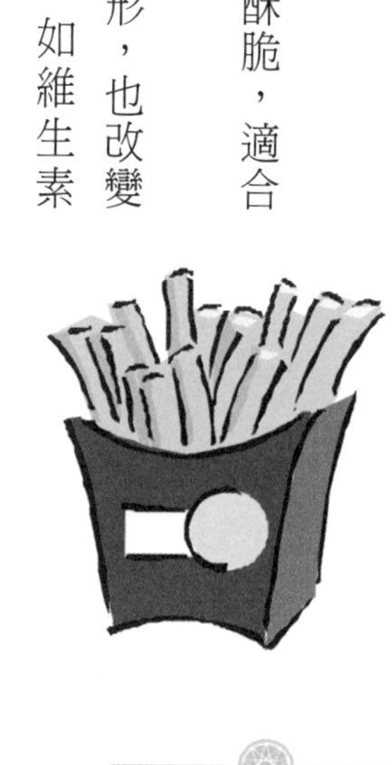

膨化食品的缺點

膨化食品的配方造成了它的營養成分主要是碳水化合物、高脂肪、高熱量、高

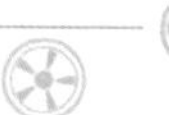
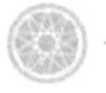

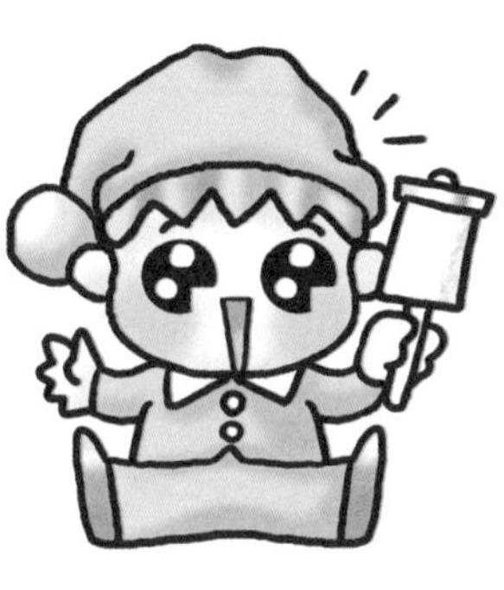

鹽、高糖、多味精，屬於「五高一多」食品，有資料顯示膨化食品中的脂肪含量約占百分之四十・六，熱量高達百分之三十三・四，對於需要豐富均衡的營養來茁壯成長的孩子來說，長期大量地食用膨化食品必定會影響他們的健康。

膨化食品大量食用後易造成孩子的飽腹感，影響正常飲食，多種營養素得不到保障和供給，易出現營養不良。

膨化食品脂肪含量高，過多攝入後，會造成體內大量脂肪堆積，出現肥胖。在最近進行的調查中發現，肥胖兒童膨化食品的攝入量和喜好程度都明顯高於正常兒童。

高鹽、高味精對孩子的健康不好，成年後易導致高血壓和心血管病。

科學食用有方法

將膨化食品作為休閒食品偶爾食用，不要大量進食膨化食品，更不要在飯前、睡前吃膨化食品。不要將膨化食品作為「電視食品」，一邊看電視，一邊吃，容易造成攝入過量，尤其是晚上吃膨化食品，高脂肪的食物在胃裏的停留時間長，影響消化功能和夜間睡眠。

為了孩子的健康，應教育孩子養成少吃零食包括膨化食品的習慣，引導孩子喜歡

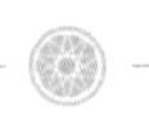
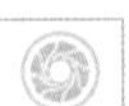

自然、原生的食品，學會品嘗喜歡食物自身的味道，爸爸媽媽在日常飲食中儘量使口味清淡，適當使用各種調味品，不要讓孩子從小口味就很重，依賴調味品。幫助孩子養成良好的飲食習慣，讓他終身受益。

現在許多膨化食品的生產廠家為了促銷自己的產品，越來越多地在食品中夾帶玩具，往往很讓孩子喜歡，這種做法有不少隱患，一方面孩子容易把玩具當做食品吃下去，另一方面無論是金屬還是塑膠玩具和食品混裝在一起，也不衛生。所以，爸爸媽媽要教育孩子遠離食品中夾帶的玩具。

孩子吃巧克力的宜與忌

大部分孩子都喜歡吃巧克力，但關於巧克力的爭論也很多，這其中最主要的意見有兩種：

有的人認為巧克力的營養豐富，孩子可以多吃，絕對沒有害處；有的人認為巧克力是高熱量的食物，孩子吃了容易發胖，而且，巧克力還含有較多的糖分，孩子吃了容易蛀牙，沒什麼好處，不如不吃。

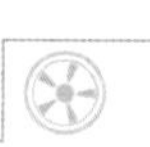
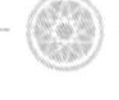
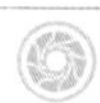

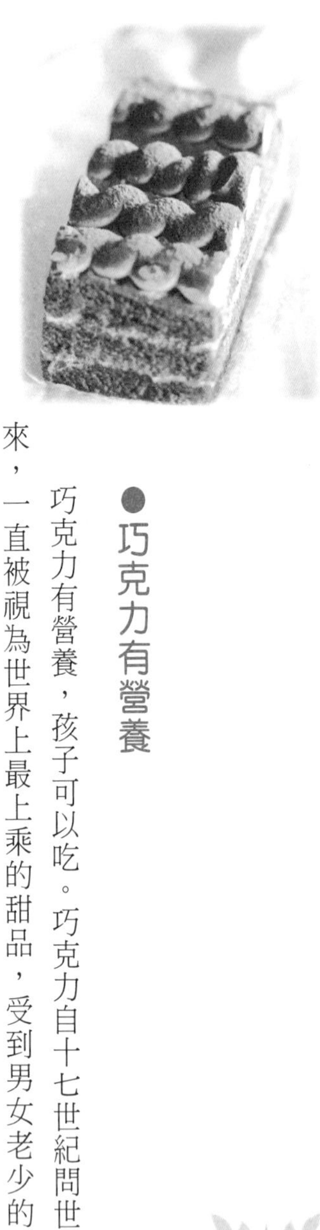

●巧克力有營養

巧克力有營養，孩子可以吃。巧克力自十七世紀問世以來，一直被視為世界上最上乘的甜品，受到男女老少的喜歡，尤其是孩子。但長期以來，許多人對吃巧克力感到擔心，認為會導致發胖、齲齒等，其實這是誤解，瞭解了巧克力的營養結構，你會發現其實它的確是一種不錯的營養食品。

巧克力的脂肪含量是高於其他食品，但巧克力中所含的可可脂是不飽和脂肪酸，適當食用不會使人發胖，而且巧克力也不同於糖果，它容易溶解，停留在口中的時間短，對牙齒的損害不大。

巧克力的主要原料是可可豆，可可中含有可可鹼和咖啡鹼，帶來令人愉快的苦味，可可中還帶有少量的有機酸，而且可可脂還能產生滑爽的味感，讓品嘗的人感到愉快，這些成分對孩子的健康也是很有幫助的。

熱量高，營養全。除了美妙的味道，巧克力有豐富的營養，每一百克中含有碳水化合物五十克左右，脂肪三十克左右，蛋白質十五克左右，含有較多的鋅、維生素 B_2、鐵和鈣等，還可提供約二五一〇千焦的熱量，遠遠高於雞蛋、魚等食品，它體積

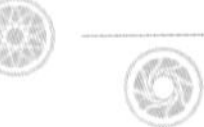
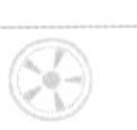

小、熱量大、易吸收，能及時補充熱量的消耗，維持體力。在加工時，巧克力中添加卵磷脂，對孩子的大腦發育大有好處。

神奇的抗氧化功能。最新研究資料稱巧克力中含有天然化合物多酚類物質，能有效地發揮抗氧化作用，調節血小板活動，改善心血管健康狀況，可預防心血管疾病。更有專家考證，五百多年前的美洲和歐洲，可可和巧克力是醫生治療結核病、貧血、胃腸不適、腎結石等疾病的特效藥物。

巧克力營養不全面

巧克力會使孩子發胖、產生蛀牙，而且，巧克力的營養並不全面。正因為巧克力味道香甜，孩子年紀小，自我控制能力差，所以，往往吃起來沒個夠，而且有的爸爸媽媽認為巧克力營養豐富，就隨孩子多吃，但是，巧克力的營養結構有不足之處，食用不當，反而會影響孩子的健康。

巧克力中所含脂肪較多，在胃中停留的時間較長，如果吃得太多，不易消化吸收。吃巧克力後容易產生飽腹感。如果孩子飯前吃了巧克力，到該吃飯的時候，就會沒有食慾，即使再好的飯菜也吃不下。可是過了吃飯時間後他又會感到餓，這樣就打

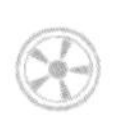
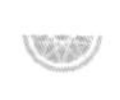
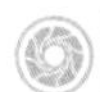

亂了正常的生活規律，破壞良好的進餐習慣。

孩子的生長發育需要各種營養素平衡的膳食，如肉類、蛋類、蔬菜、水果、糧食等，巧克力是無法代替的。

巧克力不含纖維素，需要從其他富含纖維素的食物中補充，來刺激胃腸的正常蠕動，避免便秘。

●巧克力的種類

無味巧克力板：無味巧克力板的可可脂含量較高，一般為百分之五十左右，質地很硬，有時也作為半成品，參與製作巧克力餡等。

牛奶巧克力：牛奶巧克力由可可製品（可可液塊、可可粉、可可脂）、乳製品、糖粉、香料和表面活性劑等材料組成。

白巧克力：白巧克力成分與牛奶巧克力基本相同，只是不含可可粉，乳製品和糖粉的含量相對較大，甜度高。

黑巧克力：黑巧克力硬度較大，可可脂含量較高。軟質黑巧克力，可可脂含量百分之三十二～三十四，硬質黑巧克力可可脂含量百分之三十八～四十，超硬質黑巧克力可可脂含量百分之三十八～

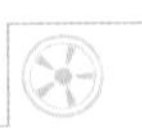
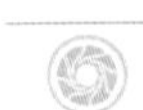

五十五，營養價值更高。

爸爸媽媽可以根據不同品種巧克力的營養特點，為孩子進行挑選。

●巧給孩子吃巧克力

選擇適當的時間，有節制地給孩子食用巧克力。每天給孩子吃一次巧克力，每次吃一到兩小塊。時間可安排在兩餐之間，這樣不影響吃正餐，或者在孩子大運動量活動後，給孩子吃一塊巧克力，有助於孩子恢復體力。如：孩子參加幼稚園或學校組織的小運動會時，可給孩子帶幾塊巧克力。

爸爸媽媽要給孩子做出榜樣，不要當著孩子的面一塊接一塊地吃巧克力，表現得毫無節制，這樣不利於幫助孩子養成好習慣。

在孩子腸胃不適的時候，儘量不要給他吃巧克力。吃完巧克力後，提醒孩子漱口。

●巧給孩子挑選巧克力

巧克力的種類很多，市場上琳琅滿目，進口的、國產的，良莠不齊，價格差異也很大，孩子缺少鑒別能力，要靠爸爸媽媽來

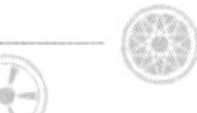

幫助他們挑選，除了注意巧克力的品牌、生產日期、生產廠家、外包裝，爸爸媽媽還可從以下幾個方面來挑選：

色：巧克力的表面要光滑細膩，用手掰開，又硬又脆，任何一個剖面都是均一的、細密的，質次的巧克力表面粗糙、發白，甚至佈滿蜂窩狀的小孔，結構疏鬆。

香：巧克力有一種濃濃的香味，是可可特有的味道，而不是其他異味、怪味。

味：有的巧克力入口即化，成了細滑的液體，滋味也是妙不可言，有的巧克力吃在嘴裏，味同嚼蠟，難以下嚥。這主要是巧克力中純可可脂含量不同造成的。

溶化：優質的巧克力採用天然可可豆提煉出的純可可脂，它的熔點在攝氏三十七度左右，和人體的體溫相近，含在嘴裏的感覺特別好。有的巧克力中用價格低廉的代可可脂來代替純可可脂，代可可脂的熔點高於人體體溫，就會出現「不溶在口，只溶在手」的現象，嚴格意義上已經失去了巧克力的特色，所以，爸爸媽媽在挑選巧克力時一定要特別注意標籤上的可可脂含量。

商店：獲國家許可生產巧克力的廠家大多能嚴格控制好巧克力的品質，所以，在

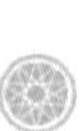

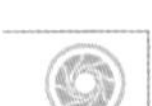

醫生提醒

過量食用巧克力會導致孩子的肥胖，不能將巧克力作為正餐提供給孩子；巧克力中的糖分會腐蝕孩子的牙齒，引起蛀牙，千萬不要忘了讓孩子及時漱口或刷牙；因為巧克力中含有咖啡鹼，所以孕婦及嬰兒最好不要食用巧克力；巧克力含有脂肪，過多食用會引起孩子腸胃道不適；對於咀嚼能力不完全的嬰幼兒，不要給他食用帶有果仁夾心的巧克力，以免發生意外。

購買巧克力時最好能去正規的超市、商店選購。不要貪圖便宜，向小商小販購買。

包裝：有時，會有不良商家用假冒的名牌巧克力來矇騙顧客，所以，在購買時請你一定要認真觀察它的外包裝，發現疑點的請不要購買。

孩子喝水宜與忌

幼兒處於生長發育階段，代謝旺盛，對水的需求量大，因此家長應該注意科學地給他們補充水分。給

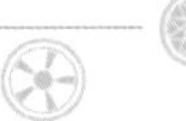
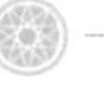

孩子喝水，頗有講究，家長應該注意以下幾點：

●新生兒不能餵過甜的水

年輕父母在為自己剛出世的寶寶餵糖開水時，往往以自己的感覺為準，自己嘗過覺得甜才算。其實，新生兒的味覺要比成人靈敏得多，成人覺得甜時，他們就覺得甜得過度了。

多給新生兒吃糖是沒有好處的。用高濃度的糖水餵新生兒，最初可加快腸蠕動的速度，但不久就轉為抑制作用，使孩子腹部脹滿。餵新生兒的糖水濃度以成人品嘗時在似甜非甜之間即可。

●最好的飲料是白開水

不少家長用各種新奇昂貴的甜果汁、汽水或其他飲料代替白開水給孩子解渴，這不妥當。飲料裏面含有大量的糖分和較多的電解質，喝下去後不像白開水那樣很快就離開胃部，而會長時間滯留，對胃部產生不良刺激。

孩子口渴了，只要給他們喝些白開水就行，偶爾嘗嘗飲

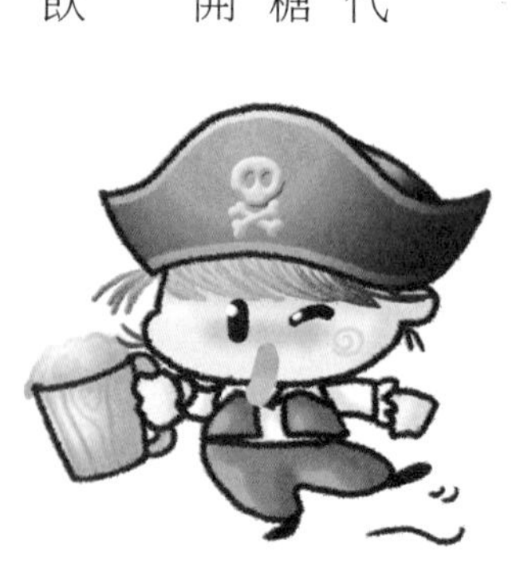

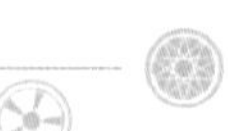
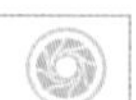

料之類，也最好用白開水沖淡再喝。

飯前不要給孩子餵水

飯前喝水可使胃液稀釋，不利於食物消化，喝得胃部鼓鼓的，也影響食慾。恰當的方法是，在飯前半小時讓孩子喝少量水，以增加其口腔內唾液的分泌，有助於消化。

睡前不要給孩子餵水

年齡較小的孩子在夜間深睡後，還不能自己完全控制排尿，若在睡前喝水多了，很容易遺尿。即使不遺尿，一夜起床幾次小便，也影響睡眠。

不要給孩子喝冰水

孩子天性好動，活動以後又往往渾身是汗，十分口渴。此時，有的家長常給孩子喝一杯冰水，認為這樣既解渴又降溫。其實，大量喝冰水容易引起胃粘膜血管收縮，不但影響消化，甚至有可能引起腸痙攣。

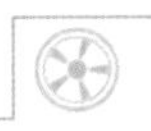
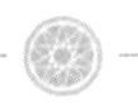
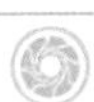

除此之外，家長還要教育孩子喝水不要暴飲，否則可造成急性胃擴張，有礙健康。

●忌常喝純淨水

純淨水顧名思義是沒有雜質的水，水中缺乏人體必須的微量元素，常喝純淨水會導致微量元素缺乏，特別是鈣的缺乏，對孩子健康極為不利。

幼兒宜多吃苦味食品

人在經由食物攝取辛甘苦酸鹹五種味道時，大致是平衡的。但現在幼兒攝取的鹹、甜之味過度，並已引發許多疾病，造成幼兒體質不佳，抵抗力下降。為了改變五味失衡狀況，應給孩子吃些苦味食品。

●苦味可促進食慾

苦味以其清新、爽口而能刺激舌頭的味蕾，啟動味覺神經，也能刺激唾液腺，增

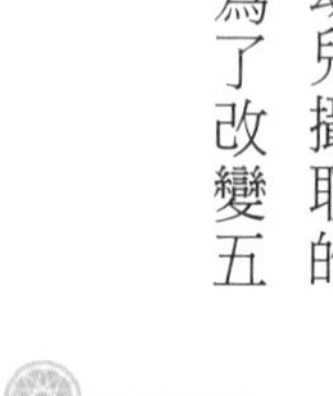

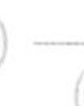

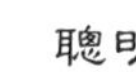

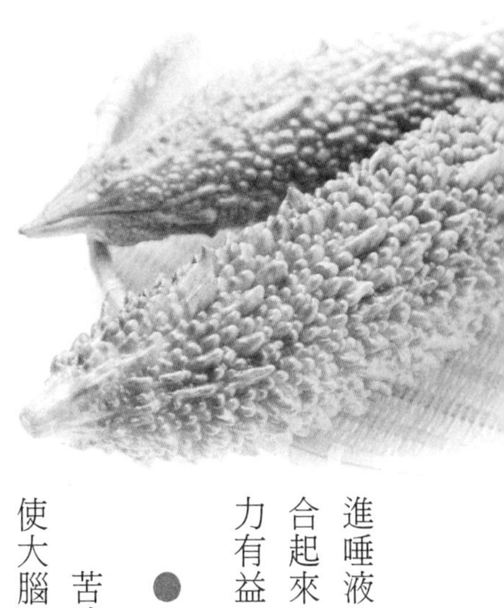

進唾液分泌；還能刺激胃液和膽汁的分泌。這一系列作用結合起來，便會增進食慾、促進消化，對增強體質、提高免疫力有益。

●苦味可清心健腦

苦味食品泄去心中煩熱，具有清心作用，使頭腦清醒，使大腦更好地發揮功能。

●苦味可促進造血功能

苦味食品可使腸道內的細菌保持正常的平衡狀態。這種抑制有害菌、幫助有益菌的功能，有助於腸道發揮功能，尤其是腸道和骨髓的造血功能，改善幼兒的貧血狀態。

●苦味可泄熱、排毒

中國醫學認為，苦味屬陰，有疏泄作用，對於由內熱過盛引發的煩躁不安有泄熱寧神之作用。泄熱、通便不僅可以退燒，還能使體內毒素隨大、小便排出體外，使少

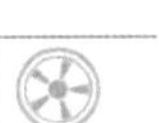
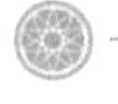
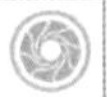

兒不生瘡癤，少患其他疾病。

苦味食品就在日常飲食生活中，關鍵是注意選擇，合理食用。苦味食品以蔬菜和野菜居多，如萵苣葉、萵筍、生菜、芹菜、茴香、香菜、苦瓜、蘿蔔葉、蔓菁、苜蓿、苔菜等。在乾鮮果品中，有蘋果、杏、荸薺、杏仁、黑棗、薄荷葉等。此外還有蕎麥、莜麥等。更有食藥兼用的五味子、蓮子芯等，用沸水浸泡後飲用更好。五味子適用於冬春季，蓮子芯適用於夏季飲用。

少女健腦食品宜與忌

少女無不希望自己大腦聰明，智力發達。而這些則與營養密切相關。現代科學研究證明，人腦的主要成分是蛋白質、脂類（主要是卵磷脂）及維生素B_1、尼克酸等。

因為，少女的膳食營養除了滿足大腦需要的熱量以外，還要特別注意以上營養物質的充足供應。

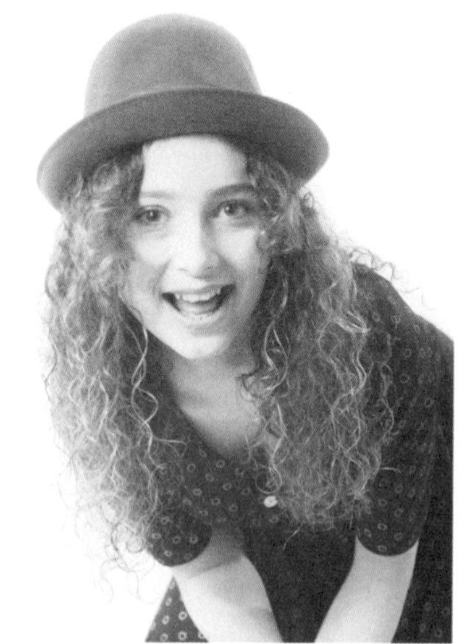

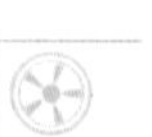
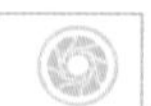

營養學家指出，經常食用以下常見的食品，對健腦很有好處。

宜多食蛋類

如鵪鶉蛋、雞蛋。雞蛋含有豐富的蛋白質、卵磷脂、維生素和鈣、磷、鐵等，是大腦新陳代謝不可缺少的物質。另外，雞蛋所含有較多的乙酰膽鹼是大腦完成記憶所必需的。因此，少女每天吃一兩個雞蛋，對強身健腦大有好處。

宜多食動物肝、腎臟

鐵質是紅細胞的重要組成成分。經常吃些動物肝、腎臟，體內鐵質充分，紅細胞可為大腦運送充足氧氣，就能有效地提高大腦的工作效率。

宜多食魚類

魚類可為大腦提供豐富的蛋白質，不飽和脂肪酸和鈣、磷、維生素B_1、維生素B_2等，它們均是構成腦細胞及提高其活力的重要物質。

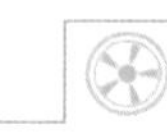
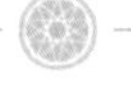

●宜多食大豆和豆製品

大豆和豆製品含有約百分之四十的優質蛋白質，可與雞蛋、牛奶媲美。同時，它們還含有較多的卵磷脂、鈣、鐵、維生素B_1、維生素B_2等，是理想的健腦食品。

●宜多食小米

小米含有較豐富的蛋白質、脂肪、鈣、鐵、維生素B_1等營養萬分，有「健腦主食」之稱。小米還有能防治神經衰弱的功效。

●宜多食硬果類食品

包括花生、核桃、葵花籽、芝麻、松子、榛子等，含有大量的蛋白質、不飽和脂肪酸、卵磷脂、無機鹽和維生素，經常食用，對改善腦營養供給很有益處。

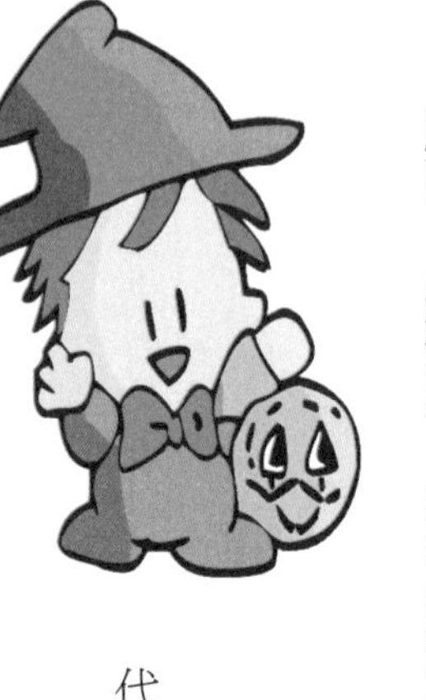

●宜多食黃花菜

黃花菜富含蛋白質、脂肪、鈣、鐵、維生素B_1，均為大腦代謝所需要的物質，因此，它被人們稱為「健腦菜」。

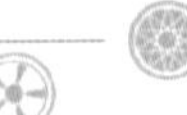
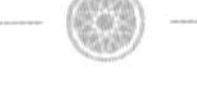
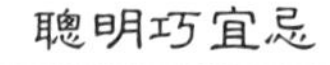

宜多食棗

棗中含有豐富的維生素C，每一百克鮮棗內含維生素C三八〇～六百毫克，酸棗達一三八〇毫克。

忌多吃糖

因為糖進入血液中，可使血液濃度升高，血流速度減慢，呈酸性。血流速度變慢會產生腦血栓；酸性環境不利於神經系統的信息傳遞，從而使頭腦反應遲緩。

聰明孩子春夏飲食宜與忌

春夏天氣變熱，溫度升高，孩子會產生一系列生理反應，導致精神不振、食慾減退。這時，若能在膳食上合理安排，適當給孩子吃些冷飲，不僅能消暑解渴，還可幫助消化，有益於健康。但是，家長在補充孩子營養防暑降溫的同時，要注意以下幾個問題。

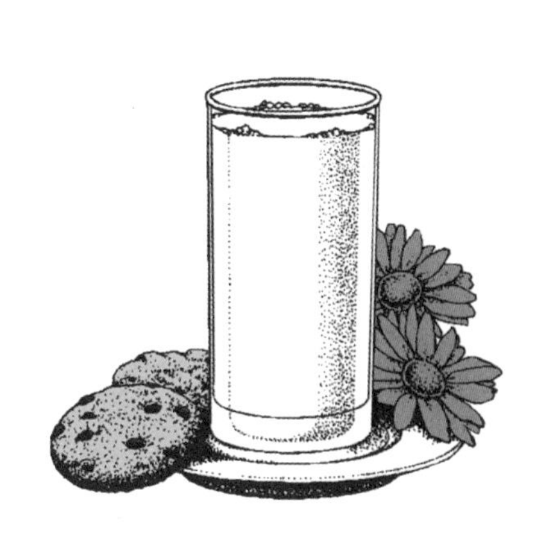

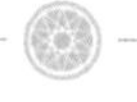
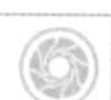

●西瓜消暑，但不宜多吃

炎熱的夏季裏西瓜是孩子常用的消暑佳品，但是，現在吃西瓜也要當心惹出「禍」來了。因為，每年都有孩子吃了含有激素和劇毒農藥的西瓜引起食物中毒，出現上吐下瀉的症狀。雖然西瓜引起的中毒並不多見，但是，一旦自己的孩子出現不適症狀，家長一定要引起重視，及時到醫院就診。

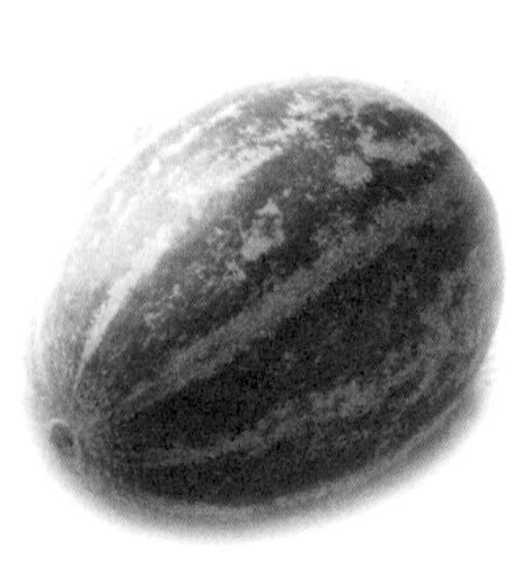

據介紹，一般帶有激素和農藥的西瓜，從外表看西瓜皮上的條紋黃綠不均勻，從裏面來看瓜瓤比較紅，但瓜子卻是白色的，而且吃起來沒有甜味。因此，家長在給孩子買西瓜的時候一定要仔細看好，以免孩子的腸胃受苦。

●冷飲喝得過多影響營養吸收

冷飲喝得過多，會沖淡胃液，影響消化，並刺激腸道，使蠕動亢進，縮短食物在小腸內停留的時間，影響孩子對食物中營養成分的吸收。特別是幼兒少吃冷飲，六個月以下的嬰兒應絕對禁食冷飲。

幼兒的胃腸道功能尚未發育健全，黏膜血管

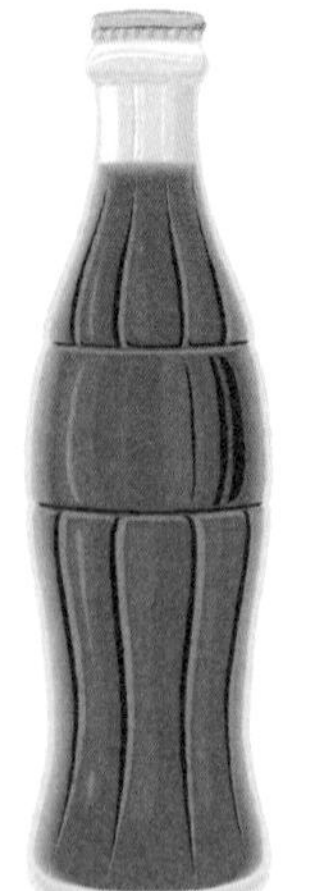

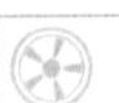
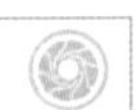

及有關器官對冷飲的刺激尚不適應，因而不要多食冷飲，否則會引起腹瀉、腹痛、咽痛及咳嗽等症狀，甚至誘發扁桃體炎。

如：可樂飲料中含有一定量的咖啡因，咖啡因對中樞神經系統有興奮作用，對人體有潛在的危害。由於兒童各組織器官尚未發育完善，抵抗力和解毒功能弱，危害會更大一些，所以，兒童不要多喝可樂飲料。

●喝飲料應注意「最佳」飲用時間

飲料應以「味美，品鮮」的為佳，要認真查看其是否新鮮。一般的飲料應沒有沉澱，瓶裝飲料應該不漏氣，開瓶後應有香味。鮮乳為乳白色，乳汁均勻，無沉澱、凝塊、雜質，有乳香味。

罐頭類飲料的鐵筒表面不得生銹、漏氣或漏液，蓋子不應鼓脹，如果敲擊罐頭時呈鼓音，說明已有細菌繁殖，也不能食用。

●鮮豔的水果悠著吃

瓜果對維持人體內酸鹼平衡有很好的作用。但是，食前應先洗淨或削去外皮，以

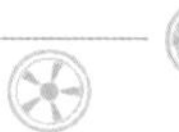
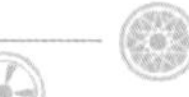

防病從口入。孩子一般喜歡吃一些色彩鮮豔、味道鮮美的水果，但是，有些水果不能多吃，否則有害。

比如：橘子營養豐富，但含有葉紅素，吃得過多，容易產生「葉紅素皮膚病」，腹痛腹瀉，甚至引起骨病。所以，兒童吃橘子一天不宜多於中等大小的四個。

●有些蔬菜不宜多吃

多吃蔬菜，對孩子身體有益，但是，有些蔬菜卻不宜多吃，比如：菠菜。菠菜中含有大量草酸，草酸在人體內遇上鈣和鋅便生成草酸鈣和草酸鋅，不易吸收而排出體外。兒童生長發育需要大量的鈣和鋅，如果體內缺乏鈣和鋅，不僅可導致骨骼、牙齒發育不良，而且還會影響智力發育。

●吃零食要適可而止

泡泡糖：泡泡糖中的增塑劑含有微毒，其代謝物苯酚也對人體有害。再者，兒童吃泡泡糖的方法很不衛生，容易造成胃腸道疾病。

葵花子：葵花子中含有不飽和脂肪酸，兒童吃多了會消耗體內大量的膽鹼，影響肝細胞的功能，還能造成因「津虧」引起的兒童乾燥症。

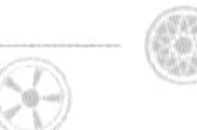
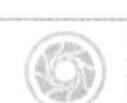

巧克力：兒童食用巧克力過多，會使中樞神經處於異常興奮狀態，產生焦慮不安、肌肉抽搐、心跳加快等症狀，影響食慾。

●喝水並非越多越好

人離不開水，但過量飲水卻會中毒。大家知道，水約占體重的百分之六十五至七十，且在體內相對穩定。人體細胞的細胞膜是半透膜，水可以自由滲透。如果飲入大量的水，血液和間質液就補充平衡，滲透壓降低，水就會滲透到細胞內，使細胞腫脹而發生水中毒。

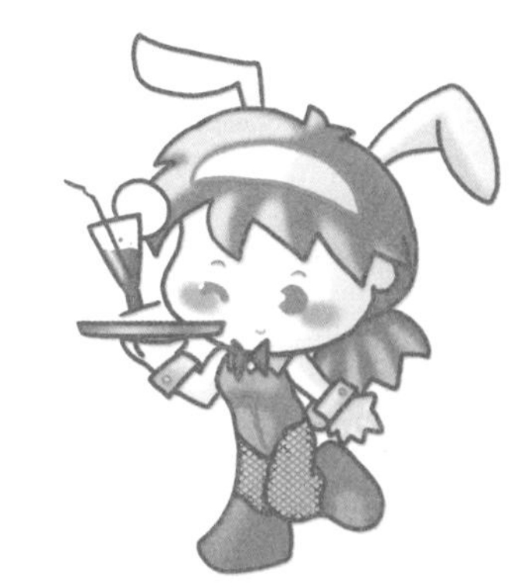

其中尤以腦細胞反應最快，一旦腦細胞水腫，顱內的壓力就會增高，導致頭昏腦脹、頭痛、嘔吐、乏力、視力模糊、嗜睡、呼吸減慢、心率減速，嚴重時則發生昏迷、抽搐甚至危及生命。所以，在炎熱的夏季，孩子喝水時最好放點鹽或飲用含鹽汽水。若不習慣於喝含鹽飲料，則應將菜炒鹹一點食用。這樣，可以有效地預防水中毒。

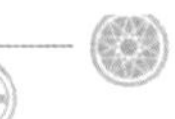

聰明孩子秋冬飲食宜與忌

立秋一到，氣候雖然早晚涼爽，但仍有秋老虎肆虐，故人極易倦怠、乏力、納呆等。根據中醫「春夏養陽，秋冬養陰」的原則，為保證孩子強體健腦，在飲食上應注意以下宜忌；

●忌無病亂補

無病亂補，既增加開支，又害自身。如服用魚肝油過量可引起中毒、長期服用葡萄糖會引起發胖，血中膽固醇增多，易誘發心血管疾病。

●忌虛實不分

中醫的治療原則是虛者補之，不是虛症病人不宜用補藥，虛症又有陰虛、陽虛、氣虛、血虛之分，對症服藥才能補益身體，否則適得其反，會傷害身體。

保健養生雖然不像治病那樣嚴格區別，但起碼應用膳對象分為偏寒、偏熱兩大類。偏寒者畏寒喜熱，手足不溫，口淡涎多，大便溏，小便清長，舌質淡脈沉細。偏

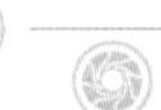

熱者，則手足心熱，口乾，口苦，口臭，大便乾結，小便短赤，舌質紅，脈數。若不辨寒熱妄投藥膳，容易導致「火上加油」。

●忌多多益善

任何補藥服用過量都有害。認為「多吃補藥，有病治病，無病強身」是不科學的。如過量服用參茸類補品，會引起腹脹、不思飲食；過服維生素C，可致噁心、嘔吐和腹瀉。

●忌凡補必肉

動物性食物無疑是補品中的良劑，它不僅有較高的營養，而且味美可口。但肉類不易消化吸收，若久服多服，對胃腸功能已減退的老年人來說，常常不堪重負，而肉類消化過程中的某些「副產品」，如過多的脂類、醣類等物質，又往往是心腦血管病、癌症等老年常見病、多發病的原因。飲食清淡也不是不補，尤其是蔬菜類更不容易忽視。

現代營養學觀點認為，新鮮的水果和蔬菜含有多種維生素和微量元素，是人體必不可少的營養物質。

●忌以藥代食

藥補不如食補，重藥物輕食物是不科學的。殊不知許多食物也是有治療作用的藥物。如多吃芹菜可治療高血壓；多吃蘿蔔可健胃消食，順氣寬胸，化痰止咳；多吃山藥能補脾胃。日常食用的胡桃、花生、紅棗、扁豆、藕等也都是進補的佳品。

●忌重「進」輕「出」

隨著人民生活水準的提高，不少家庭天天有葷腥，餐餐大油膩，這些食物代謝後產生的酸性有毒物質，需及時排出，而生活節奏的加快，又使不少人排便無規律甚至便秘。故養生專家近年來提出一種關注「負營養」的保健新觀念，即重視人體廢物的排出，減少「腸毒」的滯留與吸收，提倡在進補的同時，亦應重視排便的及時和通暢。

●忌恒「補」不變

有些人喜歡按自己口味，轉服某一種補品，繼而又從多年不變發展成「偏食」、「嗜食」，這對健康是不利的。

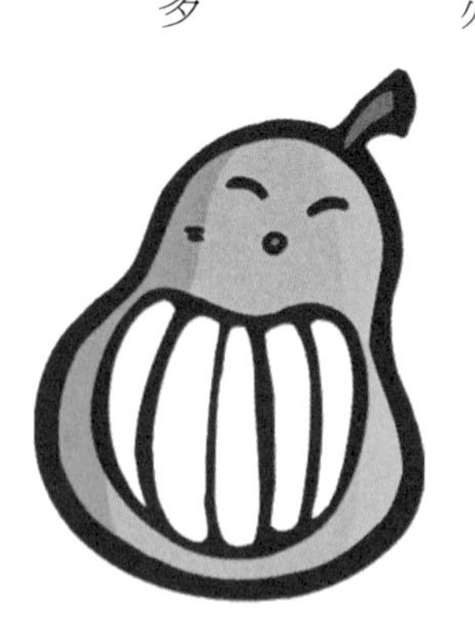

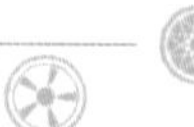
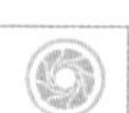

因為藥物和食物既有保健治療作用，亦有一定的副作用，久服多服會影響體內的營養平衡。尤其是老年人，不但對臟器功能均有不同程度的減退，需要全面地、系統地加以調理，而且不同的季節，對保健藥物和食物也有不同的需求。因此，根據不同情況予以調整是十分必要的，不能恒補不變，一補到底。

忌越貴越補

「物以稀為貴」，那些高貴的傳統食品如燕窩、魚翅之類，其實並無奇特的食療作用，而十分平常的甘薯和洋蔥之類的食品，卻有值得重視的食療價值。

另外，凡食療均有一定的對象和適應證，故應根據需要來確定藥膳，「缺什麼，補什麼」，切勿憑貴賤來分高低，尤其是老年群體，更應以實用和價格低廉為滋補原則。

糾正孩子損腦的飲食習慣

人的聰明才智固然與先天稟賦的遺傳有關，但營養與環

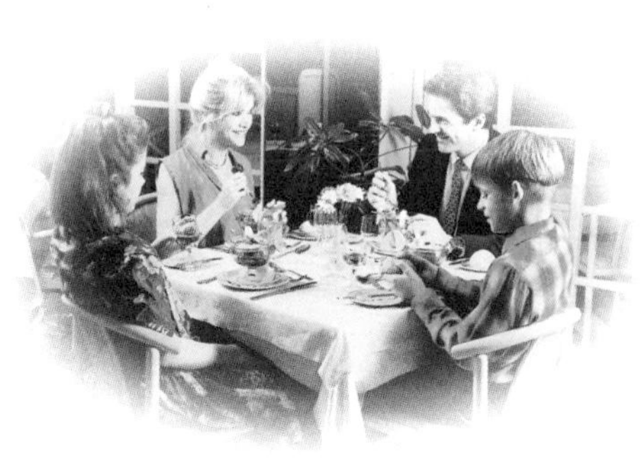

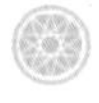

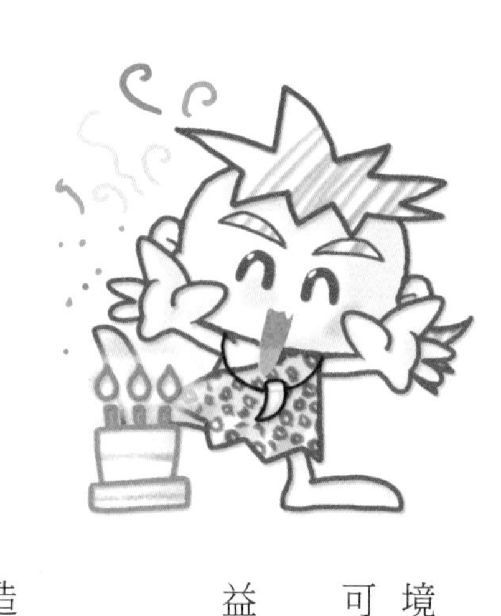

境因素的影響也很大，因為營養物質是人的智力與腦的發育不可缺少的物質基礎。

為使人們具備一個聰穎的頭腦，在日常生活中多吃些健腦益智的食物很有好處，而糾正不良飲食習慣也不容忽視。

●飽食

一日三餐頓頓飽食，致使血液過久地積於胃腸以助消化，造成大腦缺血缺氧而妨礙腦細胞發育，降低智商。

更可怕的是過量飲食可誘發大腦中一種叫纖維芽細胞生長因數的蛋白質大量分泌，促使血管壁細胞增殖，管腔狹窄，供血能力削弱，加重腦缺氧，加上目前無有效藥物限制這種傷腦物質的分泌，只有適當減少食量來預防。

●厭食

如果三餐進食太少，也可傷腦，這是澳洲墨爾本大學的專家以神經性厭食症病人為對象研究的結果。這些厭食者的體重較正常人低百分之三十，注意力、記憶力、學習和計畫能力等也相應降低，大腦形態也有一定的萎縮，即使治療後體重恢復正常，

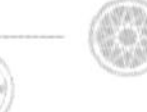

但大腦功能和形態已無法補救，厭食者不能攝取大腦所需的足夠營養素為其主要原因。因此，有厭食習慣的應請醫診治，及時糾正，以免妨礙智力發育。

素食

還有的葷食不沾口，導致脂肪攝入減少，占腦細胞成分百分之六十的不飽和脂肪酸人體不能合成，需經食物補充。特別是魚類所富含的不飽和脂肪酸二十二碳六烯酸，是人腦中需求量最高的脂肪酸，它關係到腦細胞的生長與正常生理功能的維護。魚貝類富含的牛磺酸，對腦神經的發育也有重要作用。因此，葷素兼顧的飲食是兒童健康發育的重要條件，成年人也不宜過於控制葷食。

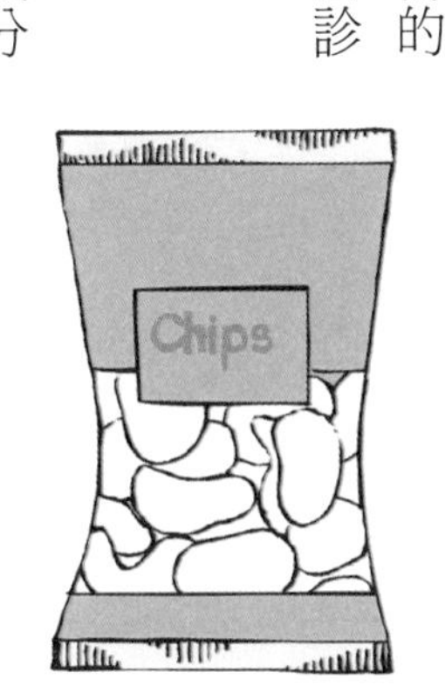

鹹食

鹽的主要成分為氯化鈉，吃入過多致使體內鈉離子濃度升高，不僅與高血壓、胃炎、感冒等掛鈎，亦有害於腦。從生理角度講，一個人每天吃鹽一克即可滿足生理需要，故將一天的吃鹽量限在六克以下不僅必要，也是護腦的一項重要措施。

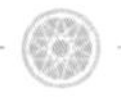

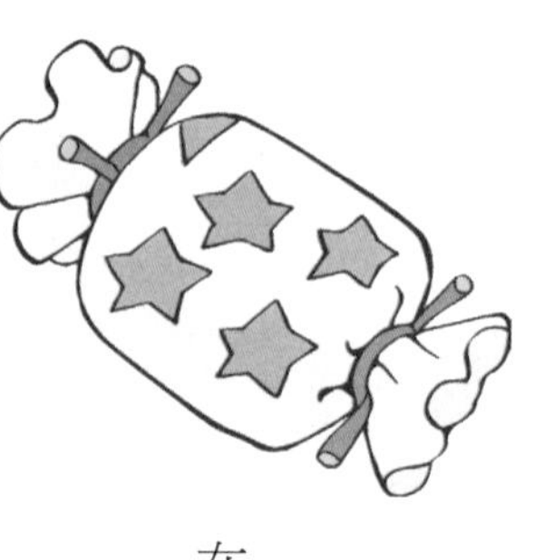

●零食

常吃零食，易使胃腸老是處在緊張工作狀態，且集中大腸血液在腸胃，導致腦缺血，故儘量少吃為佳。

●甜食

適量吃一些糖類食品，有助於孩子發育（葡萄糖即為腦細胞的重要能源），但並非多多益善。因為糧食在體內的最終代謝產物為帶陰離子的酸根，吃入過多可使體液改變其弱鹼性的正常狀態，成為酸性物質，引起腦功能下降，如記憶力下降，反應遲鈍，重者可神經衰弱，這些都會給孩子智力發育帶來障礙。

●節食

貪吃會加速大腦早衰，但並不意味著吃的越少越好。大腦和智力的發育需要全面均衡的營養。蛋白質、核酸、磷脂和卵磷脂的缺乏會使腦細胞數減少，腦體積變小，神經膠質細胞、神經纖維發育差，造成智力發育遲緩。而厭

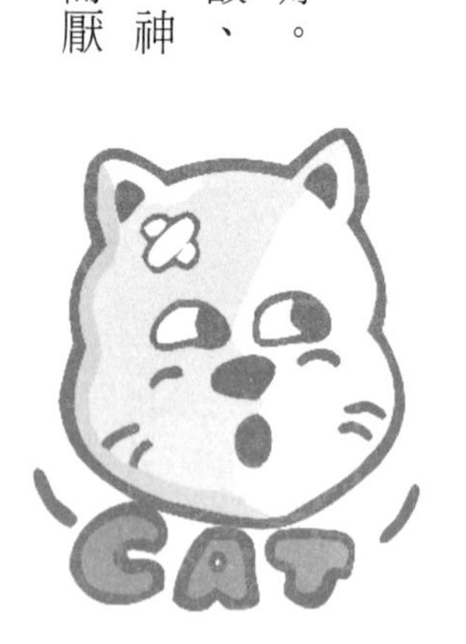

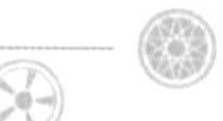
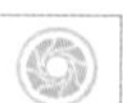

食由於能量攝入不足，會出現反應遲鈍、接受能力差、思維記憶能力減退。

●炸食

這類食品在加工、烹調中，經過高溫而焦化，不僅可使蛋白質變性，失去生物活性，而且還可轉化成致癌物質。油炸食品在製作時加入一定量明礬，明礬中過多的鋁進入體內，能直接破壞神經細胞內的遺傳物質脫氧核糖核酸的功能，使腦細胞發生退化性病變，故應不食或少食。

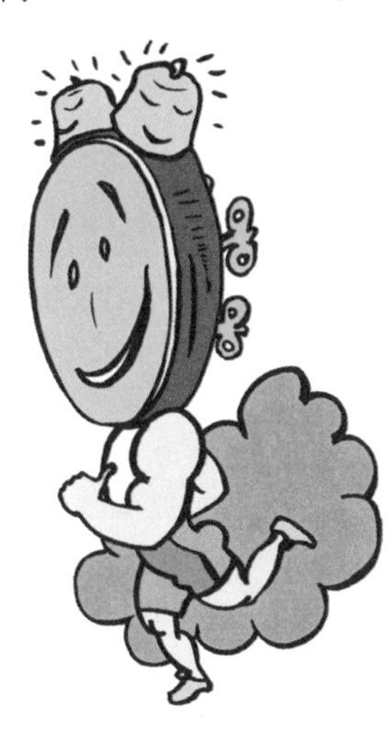

●飲料

酒精屬於親神經物質，過量對大腦的危害最重。酒精慢性中毒也會導致癡呆。酒精還可使胎兒腦細胞脫水，孕婦飲葡萄酒超過四百毫升就可能引起胎兒腦損害。過量飲用含咖啡因的濃茶或可樂型飲料，不僅對人的記憶有干擾作用，還可引起兒童多動症。

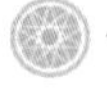
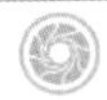

國家圖書館出版品預行編目資料

越吃越聰明／郭武備　趙國喜　編著
——初版，——臺北市，大展，2009〔民 98.02〕
面；21 公分 ——（健康加油站；30）
ISBN 978－957－468－667－4（平裝）
1. 健腦法　2. 健康飲食　3. 食療
411.19　　97023710

越吃越聰明

ISBN 978－957－468－667－4

編　　著／郭武備　趙國喜
責任編輯／劉　玲　程華萍
發 行 人／蔡森明
出 版 者／大展出版社有限公司
社　　址／台北市北投區（石牌）致遠一路 2 段 12 巷 1 號
電　　話／（02）28236031・28236033・28233123
傳　　眞／（02）28272069
郵政劃撥／01669551
網　　址／www.dah-jaan.com.tw
E－mail／service@dah-jaan.com.tw
登 記 證／局版臺業字第 2171 號
承 印 者／傳興印刷有限公司
裝　　訂／建鑫裝訂有限公司
排 版 者／弘益電腦排版有限公司
授 權 者／湖北科學技術出版社
初版 1 刷／2009 年（民 98 年）2月

定　價／200 元

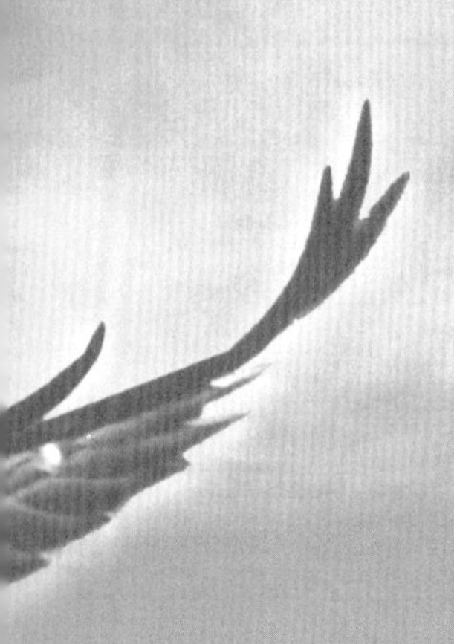

大展好書　好書大展

品嘗好書　冠群可期

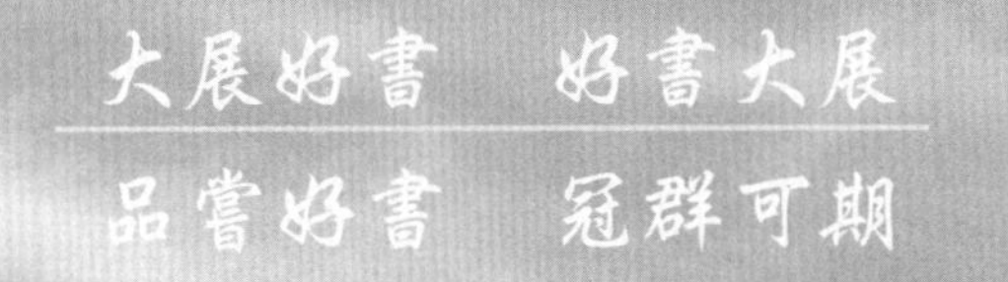
大展好書　好書大展
品嘗好書　冠群可期

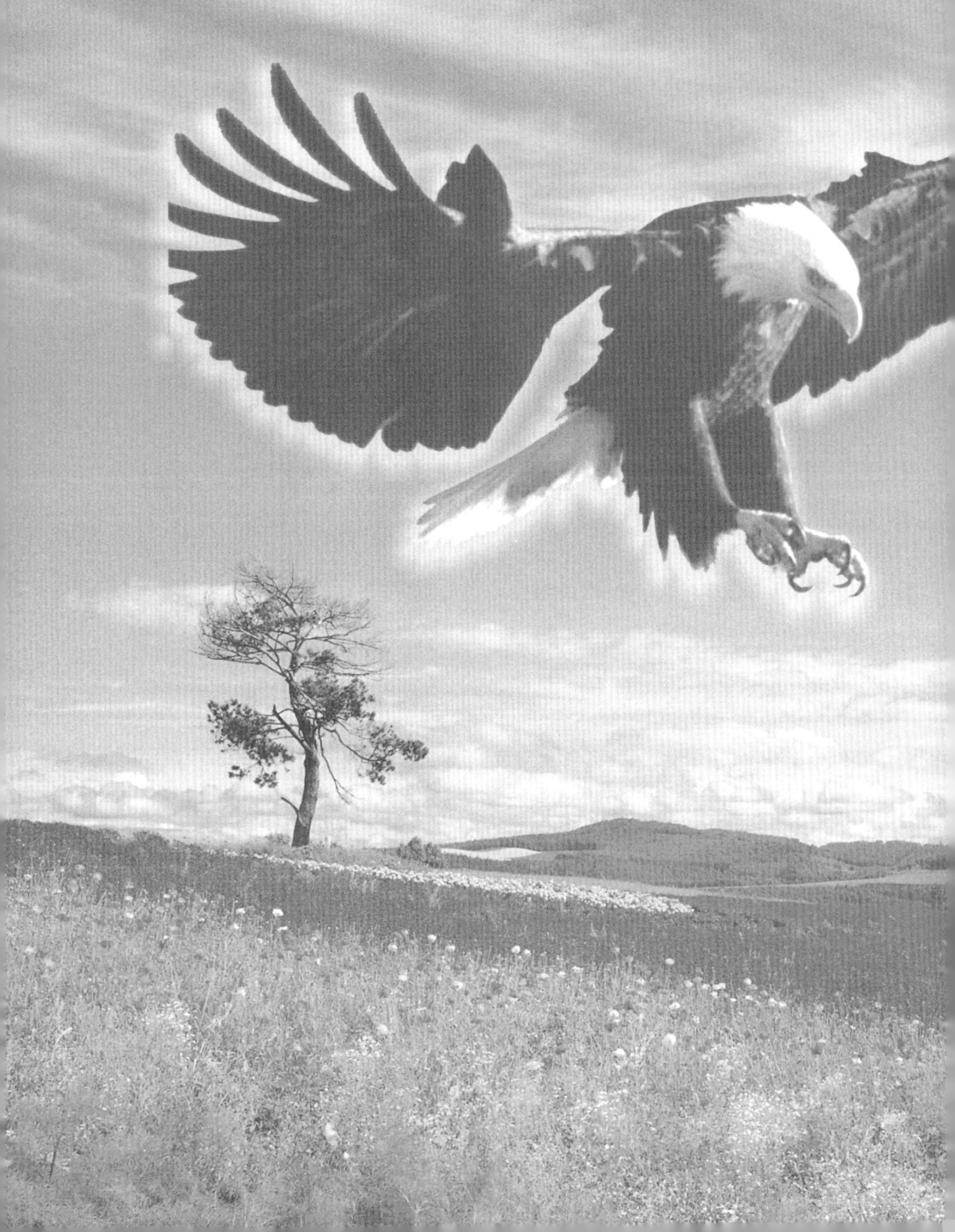